치의학 역사 단편집

# Aphorisms in Dental History

치의학 역사 단편집

Aphorisms in Dental History

저자 제럴드 슈클라
역자 오세경

발행일 2017년 6월 30일
발행인 박강수
발행처 애니프린팅
주소 서울 중구 수표로6길 27 성원빌딩 3F
전화 02-2275-7676

편집 · 인쇄 서울대학교출판문화원
전화 02-880-5220 | 팩스 02-871-9473

ISBN 979-11-87929-04-8 93500

With kind permission of the American Academy of the History of Dentistry.

치의학 역사 단편집

# Aphorisms in Dental History

제럴드 슈클라 지음 | 오세경 옮김

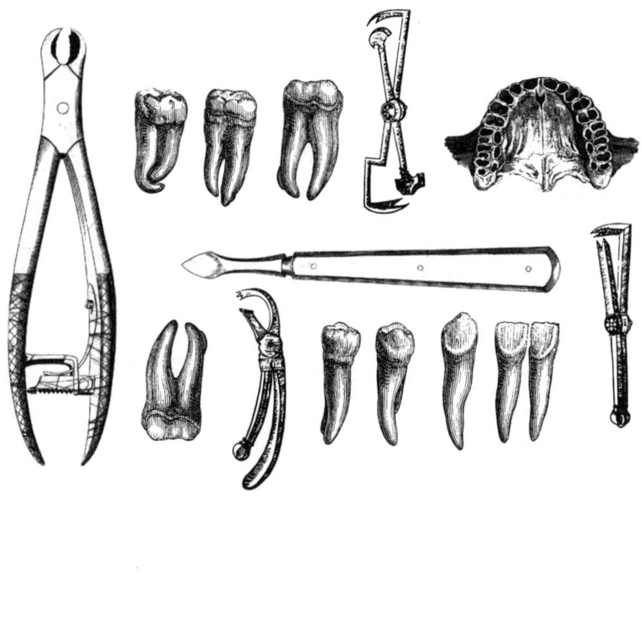

(주) 애니프린팅

# 머리말
Preface

이 책은 내 남편이시던 고(故) 제럴드 슈클라 박사가 하버드 치과대학에서 은퇴하기 전후 10년에 걸쳐 치의학 역사지에 투고하신 기사 중 역사적으로 중요한 8편의 기사를 발췌하여 한국어로 번역한 것이다. 여기에 한인교회지에 발표하신 2편의 원고('기독교 발전에 따른 두 개의 얼굴'과 '마취의 역사')를 병합하여 도합 10편의 글을 실었다.

치의학과 일반의학의 구별이 없었던 종전에는 모든 치의학이 일반의사들에 의하여 이루어졌다고 볼 수 있다. 그러나 전신마취의 성공은 화학적 상식을 기초로 하여 완료한 치과의사들의 획기적인 공헌이라 할 수 있다. 이로써 현대의 수술은 과거의 야만적인 수술의 어려움에서 벗어나 통증 없이 행해지게 된 것이다. 그러나 이를 이루는 과정에서 명예나 금전의 이득을 탐하다가 이에 실패하게 되자, 이들은 모두 자기 수명에 죽지 못하는 비극을 맞게 되었다.

'기독교 발전에 따른 두 개의 얼굴'은 문예부흥의 원동력이 되어준 교회가 그들의 원리나 원칙에 합당하지 않는 사람을 감금, 고문 또는 화형에 처하는 인간의 잔인성을 보여주는 반면에, 음악과 미술 등을 적극적으로 후원하여 문예부흥에 앞장서게 된 두 가지 모습의 모순성을 보여주고 있다. 문예부흥의 역사는 서양역사를 이해하는 데 초석이 되는 대대적인 운동이며 이를 통하여 서양의학의 발전에 많은 도움이 되었기에 이 기사도 병합하였다. 이 글을 통하여, 온후하고 관대한 성격의 소유자로, 그가 가진 수많은 문화유산을 만끽한, 동료이자 배우자였던 고(故) 슈클라 박사가 음악과 미술에 대한 조예가 얼마나 깊었는가를 보여주기도 한다.

제럴드 슈클라 박사는 터프츠 치대와 하버드 치대에서 도합 50년을 교육에 헌신한 교육자이며 세계적인 석학이었다. 그는 일생을 통하여 약 350편의 전문 논문, 4권의 치의학 교과서, 그리고 3권의 치의학 역사책을 저술하여, 이로써 치의학 역사회에서 헤이든-해리스 상을 수상한 바 있다. 미국의 치과의사협회는 그의 일생의 업적을 치하하여 평생에 이룩한 업적에 대해 공로상을 수여하였다.

화가이자 치과의사였던 러시아계 아버지와 음악 선생이었던 어머니 밑에서 자란 슈클라 박사는, 미술과 음악뿐만 아니라 문학, 역사, 심리학 등의 여러 분야에도 관심을 가져 그의 일생을 두고 약 20,000권의 방대한 장서를 수집하였다. 이 중에 중요한 장서 약 2,000권은 현재 서울대학교 중앙도서관에 보관되어 있다. 원래 미술가의 집안('슈클라'라는 이름은 러시아에서는 유리창문에 그림 그리는 화가를 뜻한다고 함)에서 태어났으나, 그는 음악에 더욱 큰 관심을 가져서 일생을 두고 플루트를 연주하여 젊은 시절에는 교향악단과 합연도 하였다. 소년시절에는 그의 친구인 하버드 의대 교수 데이비드 휴블(David H. Hubel, 1981년 노벨 의학상 수상자)과, 그리고 장년에는 보스턴 의대의 아널드 라이프(Arnold Reif) 박사 등과 플루트 앙상블을 연주하였다.

서양 의학책, 특히 치의학 역사에 관한 문헌은 한국 사회에서는 희귀하다고 생각되어, 이 기사들을 통하여 과거 서양의 치의학 역사를 한국 사회에 소개하고자 이 책을 출간하게 되었다. 이를 통하여 의학이나 치의학 학도들이 앞으로 어떠한 태도를 가지고 무엇을 추구해야 하는지를 아는 데 길잡이가 되어주기를 바란다. 이 책자를 여자의 몸으로 외국에서 홀로 외롭게 살았던 내 인생의 길잡이가 되어 주었던 고(故) 슈클라 박사의 영전에 바친다.

이 책자가 나오기까지 양질의 사진을 마련해준 스티브 길버트(Steve Gilbert), 그리고 치의학 역사학회의 편집장 데이비드 처넌(David Chernin) 박사, 또한 서울대학교출판문화원의 관계자 여러분에게 심심한 감사를 표한다.

2017년 여름

보스턴 근교에서

오세경 씀

# 차례
Contents

# 치의학 역사 단편집

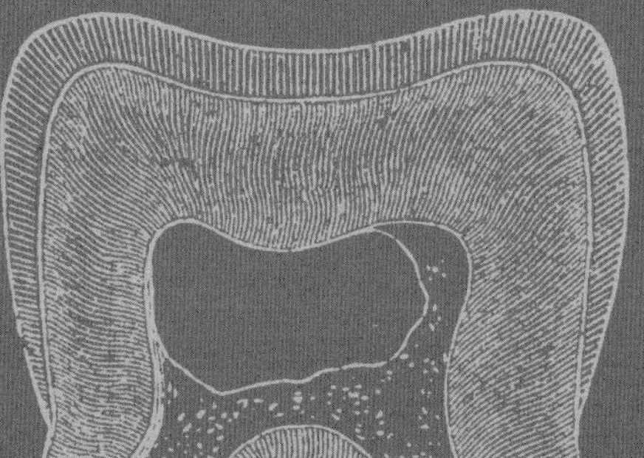

# 갈레노스가 구강 해부에 대하여 쓴 글

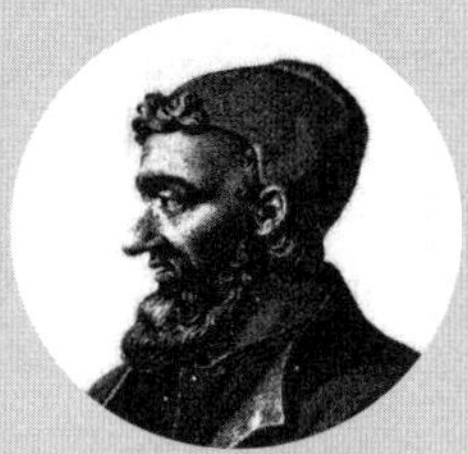

갈레노스(Galenos, 영어명 Galen, 130-200)는 고대 그리스의 의학자이자 철학자로, 그는 소아시아의 도시 페르가몬(Pergamon)에서 유명한 건축가의 아들로 태어났다. 17세에 페르가몬에서 의학교육을 받기 시작한 그는 이후 유명한 대학과 도서관이 있는 알렉산드리아에 유학을 갔는데, 이곳에서는 유클리드(Euclid), 아르키메데스(Archimedes), 디오스코리데스(Dioscorides), 에페수스의 루푸스(Rufus), 소라누스(Soranus) 같은 학자들이 모여 공부했다. 갈레노스 역시 알렉산드리아에서 5년 동안 공부했지만, 이곳에서 받은 교육에 실망하여 페르가몬으로 되돌아간다. 갈레노스는 그 후 로마에 가서 의사로서 성공했는데, 마르쿠스 아우렐리우스 황제의 주치의를 지내기도 하였다.

갈레노스는 방대한 책을 저술했는데, 그의 진술에 의하면 철학, 수학 및 문법과 법학에 대하여 총 125권의 책을 썼다고 한다. 그러나 대개는 분실되었고, 그중 83권은 그가 쓴 것으로 밝혀졌지만 다른 것들은 확실치 않다. 공식적으로 발행된 책은 쿤(Kühn)에 의하여 발행된 22권인데, 원문 그리스어와 함께 라틴어 번역문도 함께 싣고 있다.

갈레노스의 자연에 대한 기본 개념은 모든 물질이 흙, 공기, 불, 물 네 가지 요소로 구성되어 있다는 것이었다. 그는 모든 자연 물질은 더운 것, 찬 것, 마른 것, 축축한 것의 네 가지 성질을 가지고 있으며, 또한 인간에게는 혈액, 점액, 황색 담즙과 흑색 담즙의 네 가지 체액이 있다고 하였다. 그러나 이러한 갈레노스의 생리학적 지식은 매우 원시적이고 잘못된 것으로 밝혀졌는데, 중세인들은 이러한 잘못된 체액설을 1500년이나 지속적으로 믿고 있었다.

그럼에도 불구하고 갈레노스는 후세를 위해 중요한 개념들을 제공하였고, 그가 남긴 사상은 서구사회에 뿌리 깊게 자리 잡고 있다. 그는 질병을 올바르게 치료하는 데는 이성과 경험 둘 다 기초로 해야 한다는 것을 강조했다. 생리학에 대해서는 전반적으로 무지했지만 해부학에 대해서는 많은 연구 업적을 남겼는데, 『신체 부분의 유용성에 관하여(*On the Usefulness of Parts*)』와 『해부 절차에 관하여(*On Anatomical Procedures*)』 등이 그것이다. 갈레노스의 해부학 연구는 문예부흥 시기에 이르기까지 그 권위를 유지해 왔다. 특히 그는 신경의 생리와 심장 판막, 그리고 동맥과 정맥에 대해 간파하고 있었는데, 즉 동맥은 대동맥에서 나오고 이 동맥 안에는 공기가 아니라 혈액이 있다는 것도 알고 있었다. 하지만 그가 맥박에 대해 7편의 논문을 썼음에도 불구하고 혈액순환에 관한 개념을 알아내지 못했다는 점은 의외이다. 혈액순환에 관한 이러한 무지는 16세기의 유명한 해부학자 베살리우스(Vesalius)까지 이어진다.

그러나 갈레노스의 임상의학에 대한 전반적인 지식은 당시로서는 상당히 진보적인 것이었다. 그는 늑막염이 발생하는 원리를 알고 있었고, 일반 의학뿐만 아니라 수술에도 관심이 있어 출혈이 발생하면 압력을 가하거나 불로 지지거나 또는 실로 꿰매는 등의 방법으로 지혈하는 방법에 대해서도 많이 기술하였다.

갈레노스가 구강과 치아, 혀에 관해 저술한 내용은 상당히 흥미로우며, 현대 치의학에도 그대로 적용되고 있다. 따라서 갈레노스가 저술하고 다렘버그(C. Daremberg)가 프랑스어로 번역한 책 『해부, 생리 그리고 의학에 관한 갈렌의 업적』의 해당 챕터를 이하에 소개하여 그가 이에 대해 어떻게 이야기했는지 살펴보고자 한다.

## 제8장

왜 사람의 양쪽 턱에는 각각 16개씩, 정확히 32개의 치아가 있을까? 앞쪽에는 깨물 수 있고 날카로운 앞니 8개가 있고, 그 옆에는 송곳니 4개가 있는데, 밑부분은 넓고 윗부분은 뾰족하게 생겨서 앞니로 자른 음식물을 완전히 갈아낼 수 있다. 그다음에 있는 어금니 20개는 투박하지만 크고 강하며 단단해서 앞니로 잘랐거나 송곳니로 찢어놓은 음식물을 잘 갈아낼 수 있다.

만약 치아가 하나라도 변형되어 그 유용성이 사라졌다고 가정해보자. 어금니가 부드러웠다면 그 기능을 수행하지 못할 것이다. 사실 모든 종류의 음식물은 울퉁불퉁하고 거친 어금니에 의하여 분쇄된다. 이는 돌방아가 옥수수를 갈아내는 것과 같은 이치인데, 어금니

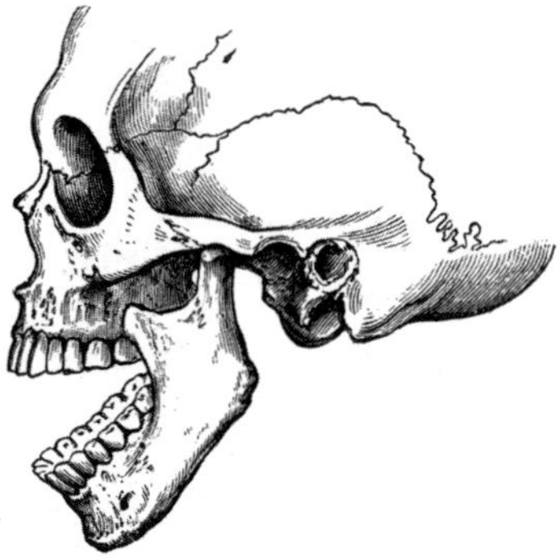

| 인간의 구강과 치아 구조

는 시간이 지남에 따라 뭉툭하게 되고 닳게 마련이므로 우리는 이를 보수해야 한다. 만약 어금니가 투박하기는 하지만 딱딱하지 않다면 무슨 문제가 생길까? 음식물을 갈기도 전에 어금니가 닳아버릴 것이다. 또한 어금니가 투박하고 딱딱하지만 평평하지 않다면 좋은 바탕을 가졌더라도 갈아놓는 기구로서는 효과가 별로 없을 것이다. 앞니는 치아가 모두 좁게 되어 있어 갈아낼 수 없기 때문이다.

그러므로 만일 어금니가 작다면 이 한 가지 단점만으로도 그 유용함이 없어질 것이고, 음식물을 씹는 데 상당히 오랜 시간이 필요할 것이다. 마찬가지 이유로 앞니의 경우 날카로운 송곳니가 따라온다. 따라서 치아의 이러한 성질 중 하나라도 바뀐다면 그들의 유용성이 사라지고 말 것이다.

그렇다면 이러한 치아의 위치 배열이 우연한 행운의 결과라고 한번 가정해 보자. 치아의 위치만 바꾸어도 어떤 결과를 가져올지 관찰해 보자. 어금니가 앞에 있고 앞니와 송곳니가 뒤에 있다면 이들 치아에는 어떤 유용함이 있을까? 치아가 잘 준비된 상태로 올바르게 나 있더라도 이들의 배열에 문제가 있다면 이 모든 성질들이 쓸모없는 것이 되어버리지 않을까?

만일 어떤 사람이 32명으로 이루어진 합창단을 구성했다면, 우리는 그의 능력을 칭찬하였을 것이다. 자연이 최대로 조화를 이루며 치아 합창단을 이렇게 구성했다면, 과연 우리가 자연을 칭송하지 않을 수 있을까? 치아가 이렇게 구성된 것이 단지 운이 좋아서라면, 즉 어떤 것은 예리하고 또 무디고, 어떤 것은 부드럽고 또 투박하고, 어떤 것은 작고 또 클 뿐만 아니라 위치도 잘 배열되었다면, 그렇다면 이는 누구에게 공을 돌려야 할까? 이 부분에 있어서 우리는 창조자의 위대함을 인정하지 않을 수 없을 것이다.

치아의 뿌리에 대해서는 무엇을 말할 수 있을까? 작은 치아에서는 하나, 큰 치아에서는 2개, 그리고 가장 큰 치아에서는 3~4개의 뿌리를 볼 수 있다. 여기서도 창조자가 지시한 듯이 치아들이 미술 작품처럼 배열되어 있음을 알 수 있다. 어금니는 가운데 있는 것이 가장 크고 그 양쪽에 있는 것은 약간 작다. 이 역시 칭찬 받을 만한 배열이 아닌가? 입 뒤쪽 공간은 앞 공간보다 좁은데, 공간이 아주 넓은 뺨의 한가운데 있는 중간 구역과 같이 커야 할 필요가 없다. 사실 큰 치아를 입의 좁은 부분에 놓고 작은 치아를 넓은 부분에 배열하는 것은 잘못된 것으로, 앞서 설명한 바와 같이 혀는 뿌리 쪽이 넓어 큰 치아가 이 위치에 놓이지 않는 것이 나은 것이다.

턱에 길게 뻗어 나온 골격은 가축이 사용하는 여물통과 비슷하여 '치조(alveoli)'라고 불리는데, 이 또한 칭찬할 만한 창조주의 기적이라고 할 수 있지 않을까? 치조가 각 치아의 주변에 자라나서 치아를 잡고 꽉 붙들어 쉽게 흔들리지 않게 한다. 뿌리가 적당한 자리를 차지하기 위해 큰 뿌리는 큰 자리에, 작은 치아는 작은 구역에 위치해 있다는 것도 칭찬할 만하다. 목재를 쇠못으로 붙이는 목수나 석수도, 치아의 뿌리와 같이 그렇게 정확하게 중간의 빈 공간을 잘 채울 수는 없을 것이다. 중간의 공간이 너무 넓으면 골격과 합하는 부분이 느슨해지고, 너무 좁으면 치아의 뿌리가 바닥에 닿지 못한다. 더구나 치아가 튼튼한 힘줄로 치조에 묶여 있고, 특히 그 뿌리에는 신경이 들어가 있다는 것이 단지 우연의 결과라면 놀라운 사실이 아닌가?

그러나 이보다 더 놀라운 것은 에피쿠로스(Epicurus)의 원자나 아스클레피아데스(Asclepiades)의 분자와 같은 성질, 즉 치아의 균등성(교합)이다. 즉 아래위 두 턱뼈는 잘 맞지 않더라도 아래 치아들이 위쪽 치아들과 정확히 맞는다는 사실이다. 이것이야말로 초자연적인 존재를 알리는 상징이라 할 수 있다. 왼쪽 치아가 오른쪽 치아와 교합이 되고, 그 안의 치조, 치아 뿌리, 신경, 힘줄, 동맥과 정맥이 한쪽과 다른 쪽에 똑같이 들어 있다. 이것이 예술이 아니고 우연의 일치라고 어떻게 믿을 수 있을까? 양쪽 턱뼈에 똑같은 수의 치아가 있다는 것도 어떤 절대자의 존재를 나타내는 것이 아닐까? 이것이 가장 운 좋은 우연의 일치이고 이들이 아무 이유 없이 움직인다고 하는 것은, 에피쿠로스의 원자나 아스클레피아데스의 분자가 올바르지 못하다는 것보다 더 위험한 주장이다.

이 외에 다른 부분도 칭찬할 수밖에 없는데, 사람만이 아니라 동물에 있어서도 어금니는 안쪽에, 앞니는 앞에 배열되어 있다는 것이 그것이다. 한 종류의 동물에만 이렇게 배열하는 것은 가능할지 모르나, 모든 동물에게 똑같이 배열한다는 것에는 또 다른 것이 필요하다. 사나운 동물에게 날카롭고 힘센 이빨을 만들어 준 것을 보면 그 뜻을 이해할 수 있을 것이다. 양과 사자의 이빨을 보면 각각 다르게 생겼음을 알 수 있다. 염소와 양은 같은 이빨을 가졌고, 표범이나 개는 사자와 같은 이빨을 가졌다는 것도 놀라운 일이 아닌가? 사나운 동물은 날카롭고 힘센 발톱을 가진 반면, 온순한 동물은 그런 발톱을 가지지 않았다는 것도 경이스러운 일이다.

이와 같이 운 좋게 다른 부분이 잘 만들어졌다고 하더라도, 한 동물에게 튼튼한 발톱과 연약한 치아를 준다는 것은 각 부위의 사용을 모두 고려한 창조주의 업적이라고 할 수 없다. 사지가 노끈같이 갈라진 동물에게는 짧은 목을 갖게 하고, 견고하고 갈라진 발톱을 가진 동물에게는 기다란 목을 갖게 하여 구부려서 풀을 뜯어먹게 한 것도 역시 각 부분의 유용성을 잘 알고 있는 창조주의 업적이 아닐까?

학과 황새가 기다란 목과 큰 주둥이를 가진 반면, 물고기는 발이 없고 목도 없다는 것도 신기한 일이 아닌가? 물고기는 걸을 필요도 없고 소리를 낼 필요도 없는데 발이나 목이 왜 필요하단 말인가? 물고기 수가 너무 많아 물고기에 발이나 목을 만들어 주는 것을 잊어버렸다면, 이것 또한 정확한 기억력으로 판단한 것일까? 창조주의 이러한 행위가 인간이나 한 종류의 동물에만 적용된다고 생각할 수도 있을 것이다. 그러나 모든 동물이 비슷한 행운을 가졌다는 것은, 창조주가 특별한 지혜를 가지지 않은 이상 불가능한 일이다.

---

## 제9장

동물에 대해서는 나중에 설명할 기회가 있을 것이다. 사람의 경우 양쪽 턱에 송곳니가 하나씩 있는 반면, 사자나 늑대, 개는 양쪽 턱에 여러 개의 송곳니가 있다. 여기에서도 자연은 인간을 신체의 강력함보다는, 지혜와 문화가 있는 사회적인 동물로 만들었다는 것을 알 수 있다.

인간은 딱딱한 음식물도 2개의 송곳니로 충분히 씹을 수 있다.

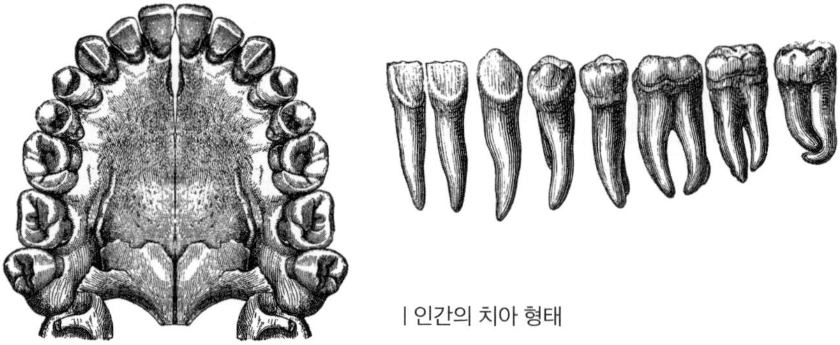

| 인간의 치아 형태

자연은 인간의 앞니를 2개로 만들었고, 어금니는 가장 많이 사용하므로 더 많이 만들어냈다. 어금니 개수는 고정되어 있지 않다. 사람에 따라 기다란 턱뼈에는 5개, 작은 턱뼈에는 4개가 있을 수 있다. 그러나 대개의 경우 한쪽에 5개, 다른 쪽에 4개가 있는 경우는 있지만, 아래턱에 4개, 위턱에 5개가 있는 경우는 없다. 그럼에도 불구하고 가끔 개수들이 맞지 않을 수도 있다.

이 책 여러 부분에서 이러한 자연의 행동에 대하여 설명했지만, 과연 그들이 기억력을 발휘해 일한다고 할 수 있을까? 창조주도 그들에게 지혜나 이성을 부여할 수 없을 것이다. 어떻게 그 많은 생물의 몸속에 비슷한 성질이 똑같이 들어가 있을까? 또한 창조주가 각 부분의 유용성을 알고 있지 않았다면, 어떻게 해서 인간은 작은 입을 가지고 있고, 사자나 늑대 등과 같은 육식동물은 커다랗고 찢어진 입을 가지고 있을까? 사실 입의 크기가 손톱과 이빨의 강도와 비례한다는 것은 합리적인 주장이다. 입이 작다고 한다면 날카로운 손톱과 이빨이 무슨 소용이겠는가? 만일 인간이 여러 개의 어금니를 가지고 있고 입이 크게 벌어진다면, 이것이 과연 인간에게 좋은 의

미일 수 있을까?

최근에 나는 음식을 씹는 근육이 입 가장자리에서 음식을 정확하게 잘 씹기 위하여 어떠한 역할을 하는지 설명하였다. 만일 사람의 입이 늑대의 입처럼 더 크게 벌어진다면 음식물을 완전히 씹지 못할 것이다. 사람은 늑대처럼 송곳니가 여러 개 있지 않기 때문이다. 한편 입이 조그마한 동물의 이빨에는 사람과 같은 날카로운 치아의 기능은 없을 것이다.

동물들을 관찰해 보면 깨무는 힘이 강력한 동물은 커다란 입과 여러 개의 날카로운 이빨이 특징인데, 음식물을 씹거나 분쇄하는 데 유용한 이빨을 가진 동물에서는 어금니가 여러 개 있고 날카로운 이빨은 전혀 없거나 혹은 양쪽에 하나씩 있을 뿐이다. 동물들이 이와 같이 각기 유사한 모양의 이빨을 가지고 있듯이, 손톱도 마찬가지이다. 길들여진 온순한 동물은 손톱·발톱이 부드럽고 뭉툭한 반면, 야생의 맹수들은 발톱이 크고 날카롭고 튼튼하며 굽어져 있다. 추측컨대, 조물주가 맹수의 발톱은 자르거나 움켜잡기에 적합하게 만들었다고 할 수 있다.

---

## 제10장

사실 혀의 크기는 입과 완전히 조화를 이루는데, 혀의 크기에 따라 입 여기저기에 닿을 수 있거나 또는 그럴 수 없기 때문이다. 혀의 크기가 쓸데없이 너무 커서 자리가 충분치 않더라도 별로 불편하지 않다. 혀가 모든 방향으로 자유롭게 움직일 수 있다는 것이 놀랍지 않은가? 또한 혀가 동맥처럼 무의식적으로가 아니라 의지에 따라 움직인다는 것도 놀랍지 않은가? 만일 혀의 움직임이 본능에 의해서가 아니라면 어떻게 음식물을 씹을 수 있고 또 삼킬 수 있겠는가? 이러한 움직임이 동물적 본능에 의한 것이라는 게 더 낫지 않은가? 혀가 힘줄에 의해 움직인다는 것도 칭찬할 만하지 않은가? 혀가 입천장에서 아래쪽, 또 양쪽으로 움직여야 하므로 많은 근육을 가지고 움직인다는 것도 칭찬할 만한 일이다.

만일 혀가 감각을 인식하는 다른 기관과 같이 2개로 되어 있다면—이에 대해서는 이미 언급한 바 있다—양쪽 혀 근육의 수와 크기가 똑같을 것이다. 따라서 거기에 있는 동맥도 양쪽에 2개이고, 혈맥(혀의 동맥과 정맥)도 신경도 2쌍이다. 이들 중 하나(3겹의 한 부분 중 턱쪽에 있는 혀의 신경)는 부드럽고 다른 하나(혀의 근육에 분포되어 있는 신경)는 딱딱하여 첫 번째 것은 바깥쪽 각질에, 두 번째 것은 근육에 나누어져 있다. 한쪽으로는 냄새를 맡아야 하고 다른 한쪽은 의지에 따라 움직여야 한다는 점에 대해서는 신경이 뇌수에서 퍼져나가는 것을 설명할 때 이미 언급한 바 있다. 뱀과 같은 동물은 혀가 갈라져 있으나 사람의 경우에는 결합되어 한 부분을 이루는데, 이로써 음식물을 먹거나 대화를 하는 데 더 편리하다. 이것은 인간에서는 2개가 합해진 것으로, 어떤 근육이나 정맥, 동맥 또는 신경도 왼쪽에서 오른쪽으로, 또는 오른쪽에서 왼쪽으로 이동하지 못한다. 혀는 그 뿌리가 크고 강하여 더 견고하고 끝부분은 가늘어 재빨리 움직일 수 있는데, 이 또한 보통 이상의 능력을 보여준다.

어떤 근육은 혀를 입천장 위로 움직여야 하고, 어떤 근육은 아래로, 또 다른 근육은 양옆으로 움직여야 하니, 이 또한 놀라운 능력을 보여주지 않는가? 어떤 것(입천장 근육)은 윗부분에, 다른 것(혀 밑의 근육과 혀 양쪽의 근육)은 밑에, 또 다른 것(가느다란 혀 근육)은 양쪽에 밀착되어 있다는 것도 경이롭다. 나는『근육의 운동에 관하여(*On the Movement of Muscles*)』라는 글에서 모든 근육은 그 근원지를 향하여 움직이고 있다는 것을 설명한 바 있다. 그러므로 위쪽에 붙어 있는 근육은 혀를 위로 움직이게 하고, 그 근원지가 아래에 있으면 근육은 아래로 움직이게 하며, 마찬가지 방식으로 양쪽에 있는 근육은 양쪽으로 움직이게 한다.

불같이 뜨거운 열로 인해 목이 매우 마르거나 입안이 말라버린 사람에게서 볼 수 있듯이 혀가 메마르면 움직이기 어려우므로, 이와 같이 혀가 움직일 수 없는 경우에 대비하여 자연은 이에 대한 방책을 마련했다. 후두에 대해 논의할 때, 이미 언급하였듯이 이런 목적을 위해 해면과 같은 조직으로 된 침샘이 혀의 양쪽에 있다. 혀에 관해서도 마찬가지로, 이 침샘에서 나온 침이 양쪽과 아래쪽, 그리고 양쪽과 입의 모든 면을 골고루 적시고 있다.

---

# 치의학 및 숄리아크의 『외과학대전』에서 발췌한 연재 초록

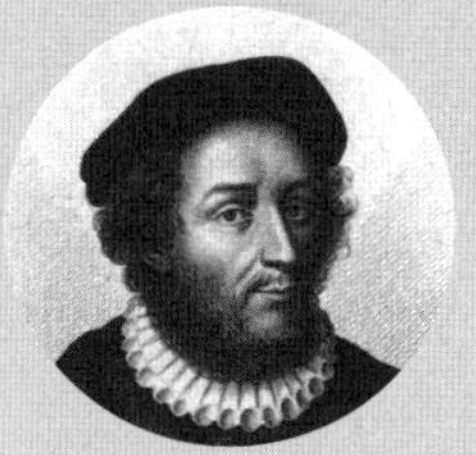

기 드 숄리아크(Guy de Chauliac, 1300?-1368)는 1300년경 프랑스 리옹의 한 마을에서 태어나 중세기 가장 뛰어난 외과의사가 된 인물이다. 그가 활동했던 당시는 그리스·로마 시대의 의학과 수술에서 르네상스 시대의 의학과 수술로 가는 변화의 시점이었다. 그는 후일 앙브루아즈 파레(Ambroise Paré), 파브리치우스(Fabricius), 베살리우스(Vesalius) 등 의학자들의 길을 터주고 16세기에 이루어진 대대적인 의학 발전에 앞장서는 등 지대한 공헌을 하였다.

숄리아크는 히포크라테스나 갈레노스(Galenos, Galen)가 쓴 기본적인 그리스 교재로 교육을 잘 받았을 뿐 아니라, 10~11세기에 라제스(Rhazes), 아비센나(Avicenna), 할리 아바스(Haly Abbas) 등 바그다드에 기지를 둔 동방 회교도와 아불카시스(Abulcasis) 등 스페인에 기지를 둔 서방 회교도가 이룩한 주요한 의술과 수술에 대해서도 잘 알고 있었다. 이러한 아랍 의술에 대한 주요 저서들은 여러 중세학자에 의해 라틴어로 번역되어 당시 (외과)의사들이 쉽게 접할 수 있기 때문이었다.

숄리아크는 처음에는 몽펠리에(Montpellier)에서, 이후에는 볼로냐(Bologna)로 가서 의학을 공부했는데, 이 두 곳에는 당시 주요한 의과대학이 있었다. 몽펠리에 의대는 총장 한 명과 학자 세 명에 의해 운영되고 있었는데, 이 학교 학생들은 5년간의 의과 수업과 졸업하기 전 몇 달 동안 의술 실습을 받은 다음, 3년 후에는 학사학위를 받는 구두시험을 치러야 했다. 그 후 2년을 더 연수하면 석사학위를 받았는데, 이후 박사학위를 받으려면 며칠 동안 계속되는 구두시험에 통과해야 했다.

한편 볼로냐 대학은 당시 가장 유명한 의과대학이었다. 따라서 유럽의 대부분의 의사들은 이곳에서 당시 새로운 발전된 학문, 즉 해부학을 배우려고 했다. 공부를 마친 숄리아크는 이후 아비뇽에서 교황 클레멘트 6세와 그 후계자들의 주치의가 되었다.

이탈리아의 시인 페트라르카(F. Petrarch)가 교황 클레멘트에게 보낸 서한을 보면, "의사들이 당신의 침대를 둘러싼 채 치료하고 있지만, 사실 저는 이들이 두렵습니다. 그들은 의견이 늘 서로 상반되며, 이에 대해 아무 말도 하지 않으면 다른 사람의 등 뒤에 숨어 있다는 악평을 면치 못합니다."라고 하여 그가 당시 의사들을 신임하지 않고 있음을 알 수 있다. 숄리아크는 이러한 내용의 편지를 순순히 받아들일 수 없어, 이후 페트라르카와 좋지 않은 관계를 갖게 되었다.

숄리아크가 수술에 대하여 저술한 『외과학대전(*Chirurgia Magna*)』은 여러 가지 언어로 번역되었는데, 1478년에는 프랑스어로, 1498년에는 라틴어로 번역되어 이후 여러 세기에 걸쳐 중요한 교과서가 되었다. 1368년 사망 당시 그는 전 세계에 명성을 날리고 있었는데, 이탈리아의 해부학자 팔로피우스(Fallopius)는 그를 '수술학의 아버지'라고 불렀다.

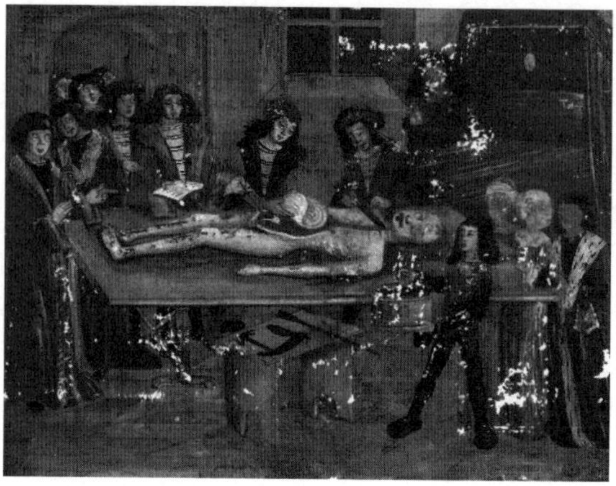

| 몽펠리에 의대에서의 해부학 실습 (『외과학대전(*Chirurgia Magna*)』)

『외과학대전』은 수술의 중요성과 여러 가지 수술 방법, 당시 사용된 의술 기구, 가위, 검안경, 면도칼, 외과용 메스, 바늘과 랜싯(lancet) 등에 대하여 기록하고 있다.

숄리아크에 의하면 외과의사는 몇 가지 기본 자격을 갖추어야 한다고 하였다. 우선 기본 교육을 잘 받아 문예에 능숙하고, 전문적인 기술이 있으며, 머리가 명석하고, 또 좋은 습관을 가져야 한다. 그에 의하면 외과의사의 직분은 자연적으로 이루어지는 치료 과정을 도와주는 것이다. 그는 이물질을 제거하고 찢어진 조직은 꿰매어 주며 출혈을 조절할 수 있는 방법과, 부러진 것을 치료하고 악성 종양을 수술로 제거하는 것 등에 대하여 기술하였다. 그는 또한 1348년 아비뇽에서 창궐한 흑사병에 대히서도 잘 묘사하였다.

그러나 공교롭게도 그가 사용한 약물은 갈레노스가 주장한 고대 그리스의 네 가지 체액설에 기인한 것으로, 이 학설은 네 가지 체액이 넘치거나 또는 부족한 것에서부터 질병이 발생한다는 주장이다. 하지만 그의 저술 중 치의학과 구강 수술에 관한 것은 관심을 둘 만하다.

숄리아크는 혀에 영향을 주는 여러 질병에 대하여 각론(各論)하였고, 힘줄을 제거하는 수술에 대하여도 기술하였다. 그는 충치와 그에 따른 심한 고통, 그리고 잇몸의 염증을 치료하는 것에 대해 설명하였는데, 이는 치료가 되고 있는 증상이라고 생각했다. 또한 대개의 치과 수술은 치과의사에 의해 이루어지지만, 이 수술은 의사, 특히 외과의사가 하는 것이 더 안전하다고 생각했다.

숄리아크는 또한 이슬람권 최고의 의사로 꼽히는 아불카시스의 업적인 많은 기구들에 대해 언급하였고, 많은 질병과 구강 점막을 치료하는 데 필요한 여러 가지 약물에 대해서도 언급했다. 그러나 이러한 생약제제는 오늘날에는 거의 의미가 없는데, 이 제제들은 이 세상의 모든 물질이 불, 물, 공기, 흙으로 되어 있다는 고대 그리스 철학에 그 기초를 둔 것이기 때문이다.

그리스 의사들은 몸속의 기본적인 체액, 즉 혈액, 점액, 황색 및 흑색 담즙과 질병을 연결시켜, 몸속에서 이런 체액들이 균형을 잘 유지하고 있을 때 건강한 것이며, 질병은 이들의 불균형으로부터 야기된 것이므로 약제를 사용하여 이를 고쳐야 한다고 하였다.

숄리아크는 이러한 제제들은 뜨겁고 건조한 것, 뜨겁고 축축한 것, 차고 습한 것, 차고 건조한 것 등으로 체액에 작용한다고 믿었다. 예를 들면, 질병이 차고 습한 가래에 의하여 생긴 것이라면 약재는 따뜻하고 건조한 것을 만들어 주어야 하는데, 많은 생약재들이 이러한 성질을 가지고 있다고 생각했다. 어떤 제제들은 환자들의 성공적인 경험에 힘입어 사용되고 있고, 또 어떤 것들은 그리스·로마 의사들이 저술한 서적을 토대로 하여 사용되고 있었다.

분명한 것은 포도주와 식초는 수술로 인한 상처를 세척하는 데 적합했고, 아편은 통증을 제거하였으며, 석류액은 입을 세척하는 데 효과적인 수렴제였고, 화산에서 나온 경석가루는 치아의 표면 막을 닦는 데 유효하였다는 것이다. 치석은 양치를 하거나 치분을 사용해서는 효과가 없으므로 이를 긁어내는 기구를 사용하여 제거했다. 사실상 그가 사용한 의학 제제는 종전에 '마녀의 비약(witches brew)'과 같이 합법적인 이유가 전혀 없는, 정말 말도 안 되는 무지와 미신으로 가득찬 중세기에 비하면 상당히 발전된 것이었다.

역사적으로 보면 숄리아크는 중세보다는 르네상스 시대 초기의 대표 인물로 보는 것이 타당하다. 그의 의술이 그리스와 아랍에 근거를 둔 그리스 의학의 재생이었고, 여기에 10세기 아랍 의사들의 진보, 특히 수술을 첨가하였기 때문이다. 그의 저서에는 아비센나, 라제스, 할리 아바스, 메수(Mesue, Masawaiyh), 장로들, 그리고 아불카시스 등의 처방과 수술 과정에 대해 좀더 상세하게 기술되어 있다.

숄리아크는 또한 이탈리아 살레르노 의과대학의 수술 교육과, 살리체토(Saliceto), 랑프랑시(Lanfranchi), 헨리 몬데빌(Henri de Mondeville) 외에 로저(Roger)와 같은 주요 인물들의 가르침에 대해서도 잘 알고 있었다.

그의 수술에 관한 서적 중 몇 가지는 영어로 번역되어 있으나, 치의학과 구강 수술에 관한 저술은 영문판이 없다. 다음에 소개하는 헌납본은 영어를 사용하는 치과의사나 역사학자들이 그의 저서를 읽을 수 있도록 출간한 것이다. 1890년 니케즈(E. Nicaise)에 의해 프랑스어로 출판된 숄리아크의 프랑스판 서적을 교과서에 가깝도록 영어로 번역하였는데, 1619년 주베르(L. Joubert)가 출판한 고전 서적을 참고하였다.

# 여섯 번째 강의에서 발췌한 특이한 질병들

### 》혀의 질병

혀의 기능에 악영향을 미치는 증상으로는 병약 체질의 경우, 궤양이나 아구창, 농양이 있을 때, 혀가 붓거나 크기가 커졌을 때, 혀 밑에 종기가 생겼을 때, 혀에 군살이 생겼을 때, 혀가 경련을 일으키거나 구부러졌을 때, 혀가 마비되거나 부들부들해졌을 때, 말을 더듬는 경우 등이 있다. 이런 증상들은 대개 의료 영역에 속하는데, 외과의사에게 도움이 될 수 있도록 한두 가지 증상에 대하여 언급하고자 한다.

### 》혀가 붓거나 크기가 커졌을 때

만일 혀가 따뜻하고 약제('cochie'라 불리는 알약)로 구강을 깨끗이 하는 좋은 식습관을 가졌다면, 갈레노스(Galenos)는 그의 책 『치료학(*Therapeutics*)』 14장에서 양상추 액으로 목을 씻어내라고 권하고 있다. 그러나 이는 다른 증상은 없고 오로지 이것 하나만 치료하는 경우에 국한된 것이다. 그는 또한 목 뒤에 석션 컵(suction cup)을 고정시켜 놓고 양상추 액을 흐르게 하거나, 혀의 정맥을 통하여 피를 뽑아내는 것도 알고 있었다.

만일 혀가 차갑고 많이 부어 있다면, 라제스(Rhazes)와 아비센나(Avicenna)에 의하면 암모니아염과 양파로 입을 마사지하고 헹궈낸

다음 식초로 세척해야 한다고 강조한다. 또한 이 경우에는 감기를 깨끗이 치료하는 것도 필요하다.

### 》혀 밑에 종기가 나거나 쓸데없는 군살 덩어리가 생겼을 때

아비센나에 의하면, 두꺼비종(하마종, ranulal: 혀 밑 부위에서 나타나는 점액종의 일종)은 혀 밑에 자라난 낭종으로 개구리 혀 모양을 하고 있으며 혀의 작용을 방해하는데, 이를 고치기 위해서는 석류나무 껍질, 오레가노(origanum), 소금을 섞은 수렴제를 쓰거나, 또는 이것을 약품으로 사용할 수 있는지 먼저 테스트해야 한다고 하였다. 어린아이를 치료할 경우에는 불에 구은 황산염과 계란 흰자를 섞은 위장 세척제를 혀 밑에 넣으며, 이후에는 더 강력한 방법인 암모니아염이나 닭의장풀(spiderwort), 황산염, 또는 엘더나무로 만든 정제 등으로 비벼야 한다. 단, 이런 정제들은 삼키지 않도록 조심한다. 이와 같은 방법으로도 치료가 안 된다면 수술을 해야 한다.

수술에 대해서는 아불카시스(Abulcasis)가 이미 언급한 바 있는데, "환자의 입을 벌리고 태양 광선 아래서 그 종기를 관찰한다. 만일 종기가 흑색이거나 갈색, 또는 딱딱하고 감각이 없다면, 이것은 악성 종양이므로 건드리지 말아야 한다. 반면 흰색이고 치료될 수 있는 것이라면, 갈구리로 잡아 메스로 째고 양쪽을 느슨하게 한 다음 제거한다. 출혈이 생기면 스펀지로 흡수시키고, 필요하면 황산염을 사용하여 지혈이 될 때까지 기다렸다가 수술을 한다.

한편 이탈리아의 성직자이자 외과의사인 살리체토(Guillaume de Salicet)는 수술 후 식초로 입을 세척하고 유향을 넣어 끓인 포도주로 상처가 나을 때까지 세척하라."고 하였다.

### 》경련과 혀를 압박하는 힘줄에 관하여

경련은 혀가 아래쪽을 향해 구부러지고 위축되어 그 역할을 하지 못하는 것을 말하는데, 그 원인은 입안이 건조하거나 혀를 압박하는 힘줄 때문이다. 혀를 뒤로 잡아당기는 힘줄이나 근육을 치료하려면, 아불카시스는 혀와 연결된 힘줄 및 근육을 가로로 잘라 혀를 자유롭게 해주고 수술 부위에 황산염을 발라 혀가 다시 연결되는 것을 막아야 한다고 주장하였다. 정맥들 때문에 이러한 치료법이 의심스럽다면, 아비센나는 그 힘줄을 꿰매어 저절로 떨어져 나오게 하라고 권하였다. 한편 랑프랑시(Lanfranchi)는 은으로 된 면도칼을 빨갛게 달궈 이것으로 힘줄을 태워 잘라낼 수 있다고 하였다.

### 》마비와 말을 더듬는 것에 관하여

말을 더듬는 증상은 경련이나 궤양 등 혀에 영향을 미치는 다른 원인에 의해 발생한다고 생각할 수 있다. 그러나 대개의 경우 마비가 되었거나 또는 혀에 연결된 신경과 힘줄을 채우고 있는 액체 또는 혀에서 나온 물질 때문에 발생한다. 그 원인과 증상은 일반 마비와 유사하다. 이 때문에 침이 흘러나오고 말을 하거나 발음을 할 수 없게 된다.

갈레노스는 그의 강의록 중에서, 말을 더듬는 것은 장기간의 설사 때문이라고 주장하였다. 일반적으로 말을 더듬는 것은 마비를 예고하며, 체열이 강직을 치료하듯이 습기가 말 더듬는 것을 치료해 준다고 생각했다. 또한 태어날 때부터 말을 더듬는 경우와 오래된 마비는 결코 완치될 수 없다고 하였다. 그러나 아비센나는 아이들의 경우 사춘기가 되면 그 증상이 호전된다고 하였다.

치료법에 있어서 헤벤 메주스(Heben Mesue)는 일반 마비를 치료하는 것 외에도 생활습관과 청결, 그리고 다음 세 가지를 꼭 지켜야 한다고 주장하였다. 첫째는 액체를 흐르게 하는 것이고, 둘째는 두뇌를 건조시키는 것, 셋째는 이와 관련된 습기를 제거하는 것이다.

첫째의 경우는 목 뒤에 석션 컵을 설치하는 것과 관계있고, 둘째는, 겨자, 정향(clove) 조각, 귀리, 구운 소금, 장미 잎과 아니스(anise), 회향(fennel), 후추 등을 이용해 머리 전체에 건조한 플라스터를 장치하여 두뇌를 편안케 하고 또 장기를 건조시키는 것이다. 쇠를 이용하여 경부 척추의 머리와 측면 및 후면을 불로 지지는 것도 권장할 만하다.

한편 할리 아바스는 신경을 편안하게 하기 위해 다음과 같이 연고를 만들어 목에 사용하는 것을 권장한 바 있다.

**처방** | 카모마일, 전동싸리(melilot), 마조람(marjoram), 생강 각각 약 5드람(drachm)씩과 겨자, 제충국(pyrethrum), 장미 잎 각각 3드람씩, 오포파낙스(opopanax), 피마자 각각 2드람씩을 모두 왁스와 엘더나무 기름과 섞어 연고로 만들어 사용한다. 참깨, 당귀, 운향(rue, 루타), 피마자기름도 같은 목적으로 사용될 수 있는데, 이때는 뱀무(bennet) 기름이 가장 좋다. 헤벤 메주스가 후면 척추 마비에 테레빈유나 그 증류물을 사용한 것도 그 효과를 어느 정도 인정할 만하다.

세 번째는 입을 축이거나 닦아낸 후, 다음에 소개하는 것들을 강도가 센 순서대로 사용하는 것이다. 가장 뛰어난 구강 세척제로 해총(squill)이나 옥시멜(oxymel, 꿀과 희석된 식초를 섞은 것)부터 시작한다. 때로는 히솝풀(hyssop), 케이퍼(capers) 나무껍질, 제충국, 생강, 그리고 세 종류의 후추 같은 것으로 증상을 호전시킬 수 있다. 이와 같은 방법을 이용하되, 입을 세척하기 전 먼저 가래를 뱉게 한 후, 혀를 암모니아염, 생강, 양파 등으로 문질러 주면 구강 세척에 더 효과적이다.

같은 목적으로, 헤벤 메주스는 다음과 같은 처방을 써서 혀의 밑뿌리에 고인 가래를 없애는 실험을 했다.

**처방** | 오레가노(origanum) 박하, 마조람, 히솝풀, 제충국, 생강, 세 가지 후추, 계피, 쑥국화, 겨자, 그리고 니겔라(nigella) 등에 옥시멜과 끓인 포도주를 섞어 매일 구강을 세척한다.

랑프랑시(Lanfranchi)는 껍질 벗긴 무화과와 꿀, 등대풀(euphorbia) 6알을 잘 빚어 작은 환약 크기로 만들어 혀 밑에 두었더니 어떤 부인이 말을 할 수 있게 되었다고 보고하였다. 또한 라제스는 혀가 마비되고 무거워졌을 경우, 암모니아염과 제충국, 참제비고깔(stavesacre), 겨자, 후추 그리고 끓인 포도주 동량을 섞은 후, 이들을 나누어서 혀 위와 밑부분을 하루 수회 문지르라고 처방한 바 있다.

한편 할리 아바스는 히에라 피크라(hiera picra, 선인장과 카넬라 나무껍질로 만든 사하제), 겨자와 제충국을 대강 갈아 혀에 문지르라고 하였다. 또한 로마 시대 학자 디오스코리데스(Dioscorides)에 의하면, 끓인 포도주는 어떤 형태든 혀를 부드럽게 하고 마비된 것을 치료하는 데 적합한 약제이며, 샐비어(sage), 운향(rue, 루타), 탑꽃(calamint), 마비에 쓰는 약초, 로즈메리, 그리고 달콤한 바질(basil) 씨와 칼리큘(caulicule)도 매우 유익한 성질을 가지고 있다고 하였다. 그리고 아비센나에 의하면 피마자와 아위(asafetida), 테레빈유로 만든 환약을 혀 밑에 두면 효과가 있다고 하였다. 많은 사람들이 테리아카(theriaca, 여러 약재를 벌꿀에 개어 만든 고약)와 캐슈(cashew) 열매로 만든 사탕을 권장하고 있다. 또한 아비센나는 황산염으로 혀를 마찰시켜 어린아이의 언어행동을 향상시킬 수 있다고 하였다.

### 》치아에 영향을 미치는 것들

할리 아바스는 그의 책 『황실 처방(*Royal Disposition*)』 1부 9장에서 치아에 영향을 미치는 것들로 치통, 부식, 동결, 자극, 악취, 이가 느슨해지는 것 등 5~6가지를 나열하고 있다. 아비센나에 의하면 이런 것들은 농양이나 그 비슷한 것으로 변형되지는 않지만, 치아가 부식되거나 또는 썩게 된다고 했다.

환자가 과연 통증을 인식하는가에 대해서는 갈레노스가 그의 책 『미아머(*Miamir*)』 5장에서, 그리고 아비센나는 그의 책 『의학전집(*Cannon*)』 3장에서 통증을 느끼고 있다고 한다. 반면 할리 아바스는 환자들이 대부분 통증을 느끼지 못하는 이유는 뇌에서 오는 세 번째 신경군이 없기 때문이라고 하였는데, 이러한 내용은 갈레노스가 그의 책 『신체 부분의 유용성에 관하여(*On the Usefulness of Parts*)』 6장에서도 주장하고 있다. 이러한 것으로 보아 치아에 연결된 잇몸과 신경을 제외하고는 고름이 나오는 것도 아니고 감각도 없는 것으로 생각된다.

치아에 악영향을 주고 치아를 상하게 하며 표면을 거칠게 하는 것은 쉴 새 없이 나오는 체액과 농양이다. 또한 치아에 부속되어 있거나 연접된 다른 기관에 의해서도 발생하는데, 때로는 그 원인이 뇌나 위장, 또는 다른 곳에서 기인하기도 한다. 따라서 이런 경우에는 그 원인과 영향을 찾아내야 한다. 첫째로는 넘어졌거나 타박상을 입었거나 질이 낮은 식사에서 기인하는데, 이에 앞서 지나치게 많은 체액이나 치아가 근본적으로 잘 배치되어 있지 못했을 때도 해당된다. 이와 같이 치아에 악영향을 주는 것들은 대개 뚜렷하게 나타난다.

갈레노스는 『미아머』 5장에서 치아가 뚫렸거나 부식되었을 때, 또는 덥고 찬 것을 참지 못하거나 이런 것들로 인해 통증을 일으킬 때는 모든 사람이 이를 알아낼 수 있다고 하였다. 그리고 이와 같이 치아에 해롭거나 또는 이로운 것들은 오랜 시간이 지난 후 과거의 식사에 그 원인이 있음을 알 수 있는데, 이는 통풍과도 관계가 있다고 하였다.

한편 오래전부터 몸에 영향을 주는 것 중에서 치통이 가장 극심하다고 생각해 왔다. 뺨이 붓는 것은 이러한 치통의 증상이고, 이는 통풍을 설명할 때 기술한 바와 같이 그 분비물이 신경과 힘줄을 떠나 살이 있는 쪽으로 돌아가고 있다고 생각했다. 치아에 미치는 이런 악영향을 치료하는 데는 이중의 치료가 제시되어 있는데, 하나는 전반적인 것이고, 다른 하나는 특수한 것이다. 전반적인 치료는 대개 두 가지 목적을 가지고 있는데, 하나는 생활습관이고, 다른 하나는 이들을 축출하는 것이다.

아비센나는 여섯 가지 생활습관에 대하여 권고하였는데, 그 내용은 다음과 같다. 첫째, 부패한 생선이나 낙농 음식을 피하라. 둘째, 너무 뜨겁거나 찬 것은 계속해서 먹지 말라. 셋째, 뼈나 그 외 딱딱한 것을 씹지 말고, 무화과나 꿀 같은 점성이 있는 것도 피하라. 넷째, 치아에 해로운 것, 예를 들면 리크(leeks) 같은 것도 피하라. 다섯째, 치아를 심하게 쑤시지 말라. 여섯째, 할리 아바스의 책 『황실 처방(*Royal Disposition*)』 2부 5장에 의하면 치아에는 꿀과 소금, 그리고 식초가 좋다고 하였다. 청장제로는 하이에라(hiera)가 적합하며, 두뇌에서 내려오는 정맥, 또는 입술이나 혀의 정맥에서 피를 뽑는 것도 허용된다. 또한 마사지를 하거나 석션 컵을 써서 액체를 돌려내어 두뇌를 깨끗하고 편안하게 하여 분비물을 건조시키고, 체액 중 점액은 제충국이나 유향나무, 또는 이와 유사한 것으로 세척해야 한다.

특수한 치료 방법에는 두 가지가 있는데, 첫째는 세 가지 내용의 치아 수술법이고, 둘째는 여러 양상의 질환을 수술하는 것 그 자체이다. 치아 수술법 중 첫째는, 예전에는 의사가 아닌 이발사나 치과의사 또는 치아를 뽑는 사람 등에게 수술은 맡겼는데, 이러한 수술은 의사가 하는 것이 더 안전하다는 것이다. 둘째는 의사들에게 이러한 제의가 들어왔더라도 치아를 세척하거나, 씹거나, 구멍을 채우거나, 체액을 증발시키거나, 연고제를 쓰거나, 마찰 및 훈증 소독, 그을기, 두뇌 세척, 귀에 점적하거나 또는 손으로도 치료가 될 수 있다는 것이다. 셋째는, 아불카시스에 의하면 치과의사는 면도날이나 긁는 칼, 직선 모양 또는 굽은 모양의 수술용 칼 등 적절한 기구, 그리고 한두 개의 손목이 있는 엘리베이터(elevators, 올림기), 톱니가 있는 집게, 여러 종류의 집게와 캐뉼라(cannula), 지렛대, 구멍 뚫는 기계, 갈아내는 톱 및 그 외 다른 많은 기구 등을 이용해야 한다는 것이다.

### 》치통에 관하여

만일 치통이 다른 장기에서 온 것이라면 그 장기부터 고쳐야 한다. 헤벤 메주스에 의하면, 치통이 농양에 의한 것이면 찬 수렴제, 즉 식초나 장미수 또는 질경이 액을 입에 물고 있음으로써 그 따뜻한 액체를 빼내야 한다. 여기에 약간의 장뇌(camphor)를 넣으면 더욱 좋다. 마찬가지 목적으로 장미유, 은매화(myrtle) 또는 캄펜(camphene)을 입안에 물고 있어도 된다. 초기에는 유향이나 건포도같이 녹아낼 수 있는 제제를 사용하고, 통증이 더 심해지면 필요에 따라서 아편이나 다른 마취제를 사용해도 된다. 상태가 좀 완화되면 장미유나 유향을 첨가하고, 그 후에는 명반을 넣은 포도주, 히솝풀과 탑꽃(calamint)를 혼합하여 사용한다. 만일 그 물질이 굳어지면 앞서 언급한 건포도나 무화과, 아마씨, 호로파씨(fenugreek)를 혼합하여 사용하는 것이 도움이 된다. 농양을 연 다음에는 입안의 궤양을 치료했을 때와 같이 장미꿀과 포도주로 입안을 세척한다.

그러나 치통의 원인이 치아 뿌리나 신경 또는 힘줄에 기인하여 거기에 고름이 생겼다면, 그 고름을 뽑아내고 앞서 말한 장미유, 카모마일, 아니스 등의 용해제를 사용한다. 찬 것은 벤유(ben oil)나 감송(spikenard)을 사용한다.

만일 치아에 구멍이 있다면 쿠민(cumin), 장미잎, 루타(rue) 씨, 갈바눔(galbanum), 세라핀(serapin) 등을 혼합한 물로 치료해야 한다. 그러나 고름이 없는데도 통증이 있다면 체액을 다음과 같이 변형시켜야 한다. 앞서 언급하였듯이 뜨거운 열은 차가운 것으로, 차가운 것은 따뜻한 것으로, 축축한 것은 소금과 명반, 그리고 구은 오배자로 건조하게, 건조한 것은 버터와 염소 기름으로 축축하게 한다. 이러한 방법으로도 도움이 안 된다면, 그 끝을 목면이나 헝겊으로 싸서 끓는 기름에 담근 후 아픈 치아에 대어 신경을 그슬린다. 그런 다음 빨갛게 달군 쇠로 그슬리거나 또는 기구를 써서 치아를 뽑아낸다.

많은 외과의사들이 치통을 치료하기 위해 여러 가지 약을 사용하여 이를 변형시키거나 용해하거나 또는 마비시킴으로써 통증을 완화시키는 것에 대하여 자세히 기록한 책을 발견하였다. 갈레노스가 쓴 『미아머』 5장에 의하면, 치아를 치료하기 위한 약제는 그 증상을 가라앉게 하거나 또는 완치의 목적으로 쓰든 간에 아주 강력한 것을 써야 한다고 하였다. 아비센나는 그의 책 『두뇌의 치료(*Cures for the Head*)』 3장에서 식초는 모든 물질에 공존한다고 하였다. 이 때문에 많은 제제가 강도 높은 식초로 만들어졌다. 그러나 식초는 치아를 상하게 하므로 아무 소용이 없었다. 식초는 따뜻한 것과 섞이면 그 목적을 상실하기 때문이다. 식초의 냉각성은 쉽게 소멸되고 그 침투력은 오직 찬 물질과 섞일 때만 존재하므로 따뜻한 것을 치료하는 데는 식초 이상 더 좋은 것이 없다. 이와 같은 내용은 『간단한 약재(*Simple Drug*)』 첫 장에서도 증명되어 있고, 『미아머』 첫 장과도 일치한다.

로마의 의사 알키게네스(Archigenes)는 갈레노스의 『미아머』 5장을 인용하여, 치통에는 따끈한 식초와 오배자(galls)를 제일 먼저 쓰는데, 이들은 따뜻한 것을 치료하는 데 좋기 때문이라고 하였다.

알키게네스는 찬 것을 치료하는 데는, 그 원인이 무엇이든지 다음 처방을 사용하라고 하였다.

**처방** | 제충국과 약간 구운 수은 16드람, 소금 11드람, 구운 명반 5드람, 아이리스, 후추, 제충국, 쑥국화(costmary), 겨자 3드람씩, 히솝풀, 말린 박하 2드람씩, 사슴이나 염소의 뿔, 사인(砂仁, amomum)이나 계피 1드람씩을 가루로 만들어 치아 뿌리와 촉촉한 잇몸에 마찰한다. 단, 이들과 상극이므로 마른 잇몸에는 쓰지 않는다.

라제스는 치통 치료에 다음과 같이 열을 가진 약제를 썼다.

**처방** | 쇠비름씨(purslane), 고수(coriander), 옻나무(sumac), 껍질 벗긴 렌틸콩, 감귤, 장미, 제충국, 장뇌(camphor) 동량을 준비하여 이

것에 가지속(night-shade)의 즙을 추출해 트로키제(troches, 정제)로 만든 후, 이를 장미수에 적셔 아픈 치아에 문지른다.

헤멘 메주스는 냉한 성질의 경우에는 다섯 가지 성분이 든 테리아카(theriaca, 여러 약재를 벌꿀에 개어 만든 고약)를 치근에 부착시켜 치료했는데, 그 처방은 다음과 같다.

**처방** | 후추, 아위로 만든 진통제(asafetida), 아편, 유향, 카스토레움(castoreum) 동량을 꿀과 섞어 만든다.

할리 아바스는, 열이 있을 때에는 식초와 장미수, 옻나무(sumac), 그리고 약간의 장뇌(camphor)를 처방한다고 하였다. 치가운 증세에는 끓인 식초에 뱀 가죽을, 강도 높은 치료에는 생강과 제충국, 후추와 소금을 사용한다.

한편 아비센나는 끓인 식초에 콜로신스(colocynth)나 쥐방울덩굴(aristolochia) 또는 제충국, 아위로 만든 진통제(asafetida), 겨자, 케이퍼(caper) 나무 껍질, 소나무 껍질, 야생 박하, 니겔라(nigella), 무환자나무(soapberry, 비누 대용), 그리고 이들과 비슷한 성분의 것들과 삶은 계란 노른자, 따뜻한 빵을 섞어 치아에 부착하라고 하였다. 아쿠아 비타(aqua vita, 브랜디)도 이런 경우에는 매우 효과적이다. 아비센나는 소금과 기장(millet), 또는 더운 기름을 식사 전 2시간, 식사 후 4시간 동안 증발시켜 쪼여 주라고 하였다. 아욱(mallow), 아니스(anise), 카모마일, 아마씨나 호로파(fenugreek)로 연고를 만들어도 된다. 그는 또한 라제스와 마찬가지로 귀가 아플 때에는 아몬드 기름, 엘더나무 기름, 피마자유 같은 진정제를 사용하라고 하였다. 라제스 역시 마비시키는 약에 관해서는 아비센나와 같은 처방을 하였다.

**처방** | 흰색의 히오스시아민(hyoscyamine) 씨, 아편, 때죽나무(styrax), 풍자향(galbanum) 각 2드람씩, 후추와 아위로 만든 진통제(asafetida) 각 1드람씩을 끓인 포도주에 넣어 저장하였다가 아픈 치아에 부착시킨다. 동량의 아편이나 피마자유를 장미유와 섞어 통증이 있는 귀에 넣는다. 맨드레이크(mandrake) 뿌리나 히오시아민(hyoscyamine)을 포도주에 섞어 입에 물고 있어도 된다. 마취약이나 아편을 음료수에 섞거나 입안에 넣은 채 잠을 자면 통증이 제거될 수도 있다. 또한 아비센나는 입에 찬물을 머금고 있어도 어느 정도 통증이 완화된다고 하였다.

### 》치아가 느슨해지거나 약해졌을 경우

치아가 느슨해진 경우를 살펴보면, 이는 넘어졌거나 타박상을 입었을 때 나타나며, 신경이나 힘줄을 느슨하게 하는 습기도 그 원인이 될 수 있다. 또한 가끔은 건조함이나 영양 부족, 부식에 의해 잇몸 조직이 감소되어 치아가 느슨해지기도 한다. 나이든 사람이나 폐결핵 환자에서 볼 수 있듯이, 영양 부족이 원인인 경우에는 이 병은 잘 낫지 않는다. 약제가 도움이 되는 경우에는 상태가 좋지 않은 치아로 되도록 씹지 않고 말도 적게 한다. 이러한 치아들은 건드리거나 움직이면 안 된다. 그러나 부식된 것이 원인이라면 치료를 해야 한다. 그 외에 넘어졌거나 타박상이 원인이라면, 사혈을 한 후(그 원인이 조직을 부드럽게 하는 습기 때문일 경우 타액의 습기를 마스틱(mastic)이나 제충국으로 씻어내는 것과 동일) 갈레노스는 아르키게네스가 제시한 대로 명반과 향료, 계피와 사이프러스(cypress)를 치근에 부착하라고 하였다.

한편 라제스는 다음과 같이 처방하였다.

**처방** | 석류, 장미, 쓸개즙, 갤린게일(galingale), 옻나무를 각각 한 분량씩, 그리고 명반을 반 분량 취해 이들을 잇몸에 부착시키거나 비벼준다. 또는 아카시아, 히포시스티스(hypocystis), 자두를 넣고 식초로 세척한 트로키제(troches)로 치아 뿌리를 문지른다. 이러한 치료법도 도움이 안 될 경우, 아불카시스는 병든 치아를 금줄로 건강한 이에 붙들어 맨 후 이가 빠지면 다른 사람의 치아나 소에서 취한 뼈를 대치하면 되는데, 잘 고정시키면 꽤 오래 유지될 수 있다고 하였다.

### 》충치 또는 벌레가 생겼거나 치아 속에 구멍이 났을 경우

이러한 경우 두 가지 방법이 있다. 그중 하나는 전반적인 식이요법과 세척, 그리고 두뇌를 편안하게 하는 것인데, 이는 통증에 대해 이야기할 때 이미 언급한 바 있다. 다른 하나는 특수한 방법으로, 알코올로 세척하거나 박하 2개, 샐비어(sages) 2개, 애기탑꽃(calamint) 2개, 그리고 후추와 제충국을 넣고 끓인 포도주를 쓰는 것이다.

치아의 구멍에는 담즙, 갤린게일, 퍼티(putty), 유향, 유황, 장뇌, 암모니아 왁스, 아사페티다 등의 약제로 채운다. 이것으로도 고쳐지지 않는다면 그 구멍을 가위나 줄(file)을 써서 더 크게 만들고 잇몸으로 들어갈 통로를 만든다. 이렇게 해도 안 된다면 불로 지지고 그 빈 구멍을 헝겊이나 목면으로 단단히 묶은 다음, 조심스럽게 치아를 뺀다. 이때 조심하지 않으면 핀셋이 치아를 부러뜨리고 그 뿌리는 남게 된다.

앞서 말한 것과 같이 세척을 하였는데 벌레가 발견되었다면, 양초에 적신 리크(leek) 씨, 양파, 히오스 잎(hyoscyamus)으로 그 구멍을 채운다. 이것을 환약 1드람으로 만들어 하루에 한 번씩 쓰면 효과적이다.

### 》치아 색이 탁해지거나 건강치 못한 색으로 변했을 경우

이러한 경우에는 야생 박하와 후추를 넣고 끓인 포도주로 입을 세척하는 방법을 이용한다. 사용할 치약은 다음과 같이 만든다. 오징어 뼈, 작은 조개껍질, 사기 조각, 화산에서 나온 돌, 사슴뿔을 태운 것, 질산칼리, 명반, 암염, 태운 유황, 아이리스 뿌리, 쥐방울덩굴(aristolochia), 태운 사탕수수 등을 한데 섞어서 또는 따로 가루로 만든다.

같은 목적으로 마스터 피터(Master Perter)는 다음과 같은 용액을 만들어 사용했다. 암모니아염, 암염 $\frac{1}{2}$씩, 달콤한 명반 $\frac{1}{4}$을 가루로 만들어 용액으로 만든 다음, 주홍색 헝겊 조각으로 싸서 치아를 문지른다. 딱딱한 치석 때문에 이 방법으로 해결이 안 된다면 줄(file)과 스크레이퍼(scraper)를 써서 치석을 긁어낸다.

### 》치아를 마비시키거나 얼리는 것에 대하여

뜨거운 포도주나 알코올을 입에 물고 치아를 소금으로 문지르거나, 뜨겁게 구운 호두나 개암나무 열매(filberts) 또는 이와 유사한 따뜻한 것을 부착한다. 쇠비름(purslane)이나 그 씨와 같이 유익한 성질을 가진 것을 씹어도 효과가 있다.

### 》발치에 대하여

아불카시스는 약물을 써도 치아 통증이 완화되지 않는다면, 먼저 아픈 치아가 어느 것인지 괜찮은 치아와 확실하게 구별하여 확인한 다음, 환자의 얼굴을 두 무릎 사이에 넣고 치아 근처를 느슨하게 하여 나쁜 병이 환자의 눈이나 턱에 생기지 않게 치아를 기술적으로 완전하게 부러뜨린다. 그런 다음 집게로 혀를 잡고 치아를 뿌리째 뽑아낸다. 술통을 잡아두는 데 쓰는 것과 비슷한 화젓가락이나 갈라진 엘리베이터를 사용해도 된다. 치아 뿌리가 남아 있으면 이것을 찾아내어 완전히 제거한 다음, 포도주와 소금으로 입을 닦아낸다. 출혈을 방지하기 위해 명반이나 황산염을 첨가해도 된다. 맨 나중에는 상처난 곳에 포도주와 유향, 분향 등을 입혀 준다.

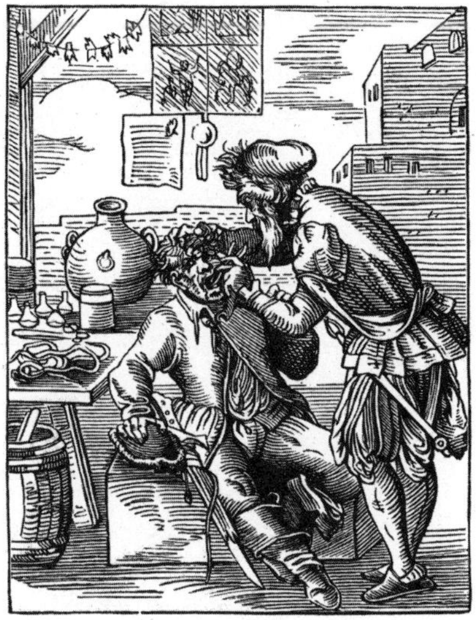
| 중세의 수술 모습(목판화)

치아가 정도 이상으로 돌출되었다면, 이들을 균등하게 하기 위해 치아가 느슨해지지 않도록 조심하면서 줄로 긁어낸다.

고대인들은 많은 약제를 써서 기구를 사용하지 않고도 치아를 빼내거나 또는 기구로 뽑기 쉽게 하였는데, 제충국, 뽕나무 뿌리, 케이퍼(caper), 감귤이 들어간 비상, 산성 물질, 푸른 개구리나 나무 개구리에서 얻은 기름 등을 치아 뿌리에 놓기도 하였다. 그러나 온전한 수술 작업이 보고된 일은 거의 없다.

### 》목젖이 붓거나 떨어져 나갔을 경우

갈레노스는 그의 책 『미아머』 6장에서, 입을 크게 벌리고 혀를 아래로 내리면 입천장에 살덩어리가 보이는데, 고대 그리스인들은 이를 시오네스(Ciones)라고 하고, 우리는 목젖이라고 부르는데, 이는 그 모양이 포도와 같기 때문이라고 하였다.

목젖은 포도와 같이 그 몸둥이 쪽은 크고 뿌리 쪽은 얇아, 이를 느슨하게 하면 숨쉬기와 음식 삼키는 것이 어려워진다. 또한 드물지만 목젖이 가끔씩 부어오르기도 하는데, 이러한 증상의 주원인은 급성 또는 만성적으로 두뇌에서 내려오는 물질 때문이며, 이는 분비물이 내려오는 것과 유사하다. 이러한 증상은 앞서 기록된 내용을 통해서도 충분히 알 수 있으며, 입을 벌리고 혀를 누르면 또한 쉽게 볼 수 있다고 하였다.

체온이 높으면 목젖이 빨갛게 되어 열이 있음을 알 수 있으며, 그렇지 않을 때는 열이 없다는 것을 알 수 있다. 히포크라테스의 책 『예측 진단(*Prognostics*)』 3장에서는, 목젖이 붓는 것 특히 심하게 붓는 증상은 매우 위험한데, 이것을 잘라내면 출혈로 질식하거나 사망할 수 있지만, 하얗고 유연하며 비대칭적이고 뿌리 쪽은 매우 가늘고 그 끝이 크다면 목젖을 잘라내는 것이 그렇게 위험하지 않다고 하였다.

그러나 아불카시스에 의하면, 목젖이 검거나 갈색이고 딱딱하며 감각이 없다면 악성 종양일 수 있으므로 기구를 가지고 건들이지 말아야 한다고 하였다. 또한 목젖이 커지고 어떤 약물도 효과가 없다면 갑자기 질식이 일어날 수 있기 때문에 이를 잘라내야 한다고 하였다. 철학자들이 언급하였듯이, 2개의 악이 있다면 우리는 보다 덜한 것을 택해야 하니까 말이다.

목젖을 치료하는 데는 두 가지 방법이 있다. 전신적인 방법과 국소적인 방법이 그것이다. 전신적인 방법은 식이요법과 배설이고, 국소적인 방법에 대해서는 이미 언급한 바 있다. 국소 치료에는 두 가지 방법이 있는데, 하나는 약제를 사용하는 것이고, 다른 하나는 기구를 사용하는 것이다. 급성의 경우, 라제스는 약을 쓸 때는 장미수와 식초로 입을 세척하라고 하였다. 또는 목젖을 약간 추켜들고 장미와 산달, 석류, 장뇌로 된 가루를 넣어도 된다. 만성이라면, 가글과 빙초산 시럽, 겨자, 암모니아염, 명반을 쓴다. 로저(Roger)는 계피와 후추, 제충국, 담즙, 석류를 사용했다.

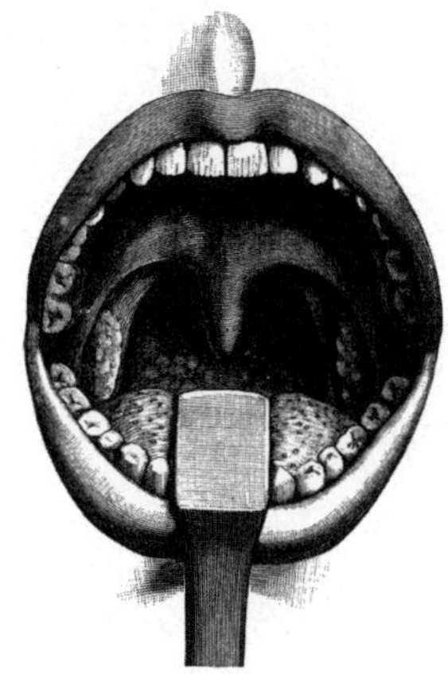
| 목젖의 모양

수술과 관련해서는 목젖을 다음과 같은 세 가지 방법으로 잘라낼 수 있다. 아불카시스에 의하면, 먼저 햇빛 방향으로 환자를 의사 앞에 앉게 하여 입을 열고 막대로 혀를 누른 다음, 목젖을 핀셋으로 잡고 뭉툭한 가위나 낫같이 생긴 칼날로 자른다. 다음에는 물과 식초로 환자의 입을 세척시킨다. 더 좋은 결과를 얻으려면 출혈 시 담즙, 명반 그리고 황산염을 쓴다. 출혈이 심하면 석션 컵을 목 뒤에 놓고 질경이물로 만든 노란 호박 트로키제를 사용하여 고개를 들고 침이나 피를 뱉어내게 한다.

# 르네상스기 파격적인 신비주의 의사 파라셀수스, 그의 구강 병리의 개념

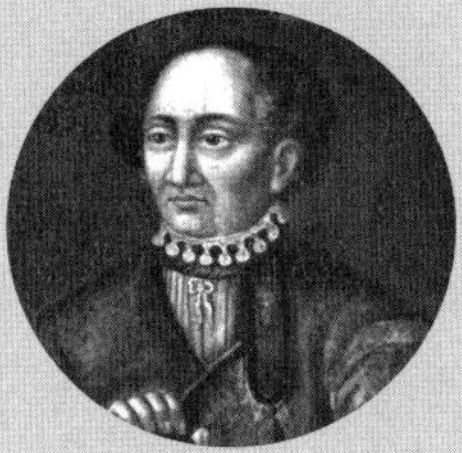

파라셀수스(Paracelsus, 1493-1541)는 르네상스 및 휴머니즘 시대의 의사로, 오늘날까지 논란의 대상이 되고 있는 인물이다. 그는 다양한 주제에 대하여 방대한 저서를 남겼는데, 주트호프(Karl Sudhoff)가 현대 독일어로 편집한 14권의 책이 알려져 있다. 화학, 물리, 철학, 그리고 사상과 상상력에 이르기까지, 그의 복잡한 관념을 이해하기 위해 오늘날까지 이에 대한 분석이 이루어지고 있다.

파라셀수스는 동 시대 사람이었던 마르틴 루터(Martin Luther)와 비슷한 점이 많다. 두 사람 모두 당시 주장에 대해 반기를 들었는데, 한 사람은 의학 분야에서, 다른 한 사람은 신학 분야에서 반기를 들었고, 두 사람 다 독일어를 사용했다. 이 때문에 파라셀수스를 '의학계의 루터'라고도 부른다.

파라셀수스의 본명은 테오프라스투스 필리푸스 아우레올루스 봄바스투스 폰 호헨하임(Theophrastus Phillipus Aureolus Bombastus von Hohenheim)으로, 그는 1493년 스위스 아인지델른(Einsiedeln)에서 태어났다. 그의 부친은 의사였는데, 튀빙겐 대학 출신으로 아인지델른에 있는 수도원의 부속병원 원장이었다. 파라셀수스는 부친이 카린티아(Carinthia = 케른텐 Karnten) 지방 필라흐(Villach)에 책임자로 임명되면서 가족과 함께 그곳으로 이사했다. 필라흐에는 광산학교가 있었는데, 파라셀수스는 그곳에서 공부하면서 광물에 대한 지식을 얻고 광부들의 질병에 대해 관심을 갖게 되었을 것으로 보인다. 그는 이후 바젤 대학과 뷔르츠부르크(Würzburg)에서 유학하였는데, 뷔르츠부르크에서는 당시 유명한 연금술학자 트라이테머스(Treithemus)에게서 배웠다. 이후 그는 비엔나, 쾰른(Cologne), 파리, 몽펠리에, 그리고 이탈리아, 스페인, 영국, 네덜란드, 덴마크, 폴란드, 러시아, 헝가리 등 많은 지역을 여행했다. 베네치아 육군에서 근무한 후에는 이집트로 여행하고 콘스탄티노플에서 연금술을 공부했다. 이러한 여행을 통해 지식과 경험을 쌓은 후, 그는 바젤에 정착하여 출판사를 가지고 있던 친구 프로벤(Froben)의 도움을 받아 시의사와 바젤 대학 교수직을 얻게 되었다.

'파라셀수스'라는 이름은 그렇게 불리기를 원하여 그가 자기 이름에 덧붙인 것으로, 이는 과거 켈수스(Celsus)가 쓴 의학 서적보다 자기 것이 더 월등하다는 것을 의미하는 것으로 보인다.

파라셀수스는 결단력과 용기를 가진 파격적인 인물이었다. 그는 당시 전문 용어였던 라틴어 대신 독일어로 강의하였고, 아비센나의 의학전서와 갈레노스의

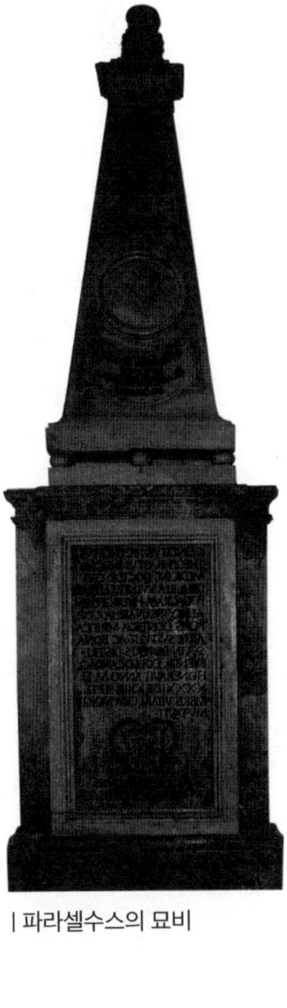

| 파라셀수스의 묘비

발행물을 불태워버림으로써 동료들을 놀라게 했다. 결국 그는 직위에서 쫓겨나 방랑하는 의사가 되었는데, 여러 도시를 돌아다니며 출판하고 강의하며 때로는 의술을 전하면서 각지에 있는 의학 전문가들과 논쟁하였다. 그는 1541년 사망하여 현재 세인트 세바스티안 교회 안에 묻혀 있다.

파라셀수스는 놀라울 만큼 많은 저서를 남겼는데, 그에 명성에 대해서는 논란이 많아 생전에 출판된 것은 별로 없다. 그의 업적은 휴저(Huser)가 편집하여 1591년에 최초로 바젤에서 발행되었다. 이 시기는 그가 사망한 지 50년이 지난 후여서, 새로운 세대가 그의 업적에 대해 인정하여 연구한 것임을 알 수 있다. 그의 업적에 대해서는 신학이나 철학, 연금술, 점성학보다는 의학에 관한 것이 학자들에게 더 큰 관심사였다. 의학 논문들은 그가 내과 또는 육군 외과의사로서 얻은 지식과 경험에 의한 것이었다. 철학이나 점성술에 관한 업적은 파라셀수스가 이탈리아, 독일, 스위스 등을 방랑하면서 빌라노바(Villanova)의 아놀드(Arnald), 니콜라스 쿠사누스(Nicholaus Cusanus), 피코델라 미란돌라(Pico della Mirandola), 폼포나치(Pomponazzi), 요하네스 라이클린(Johannes Reuchlin) 그리고 네테사임(Nettesheym)의 아그리파(Agrippa) 같은 학자들에게서 그 소재를 얻었을 것으로 보인다.

『상처 치료법 총론(*Grosse Wundartzney*)』 또는 『수술 총론(*Grosse Chirurgie*)』은 그가 내과 의학과 외과 수술에 대해 일반적인 개론을 쓴 것인데, 대개는 원시적이고 마술적인 것에 기반을 둔 것이었다. 그는 신체의 기관들은 기회가 주어지면 저절로 치유된다고 믿고 있어 상처에 부식성 있는 약을 쓰는 것에 대해 반대했다. 그는 또한 상처를 꿰매는 것도 반대했는데, 상처는 수술을 해서 그것을 빼내는 것보다 그대로 두면 곪아 터지면서 외래 물질을 배출하기 때문에 그대로 두는 것이 좋다고 믿었다.

그러나 다른 방면에 대해서는 이보다 더 높이 평가할 만한데, 때로는 시대에 앞선 것이었다. 그의 논문 「광부의 질병(Miners Diseases)」은 직업병에 대한 최초의 현대적인 기록이었으며, 수은과 비상에 대한 묘사도 상당히 합리적이었다. 그는 광산에서부터 제련소에 이르기까지 직업 환경 때문에 생기는 광부들의 모든 문제에 대하여 논의하였다. 「인간의 이성을 빼앗아가는 질병(Diseases That Deprive Man of His Reason)」이란 논문은 최초로 발행된 심리학의 고전으로 칭송받고 있다.

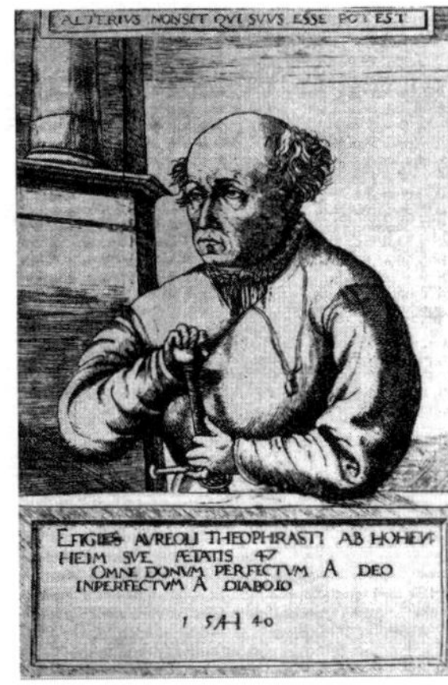
ALTERIVS NONSIT QVI SVVS ESSE POTEST
EFIGIES AVREOLI THEOPHRASTI AB HOHEN-
HEIM SVE ÆTATIS 47
OMNE DONVM PERFECTVM A DEO
INPERFECTVM A DIABOLO
1540
| 파라셀수스의 동판화

그가 사용한 의학 물질은 마법에 기인한 것임에도 불구하고, 그는 진통제로 사용된 아편과 마취제로 사용된 황산 에테르 등 많은 약품에 대하여 잘 알고 있었다. 예를 들어 그는 닭을 죽이기 전에 황산 에테르를 사용했다. 그는 또한 많은 약을 알코올 제제로 만들어 투여했고, 수은과 납, 유황, 비상, 철, 황산구리 등을 가루로 만들어 약으로 썼다.

파라셀수스의 특이한 병리학 이론 가운데 가장 흥미롭고 비상한 것은 치석의 개념이다. 그는 병리학적인 치석화는 신체 장기 곳곳에서도 나타나는데, 이러한 질병이 생기는 이유는 신진대사의 이상으로 인하여 신체가 음식물에서 영양분을 취하고 나머지를 쓰레기 또는 치석으로 내버리기 때문이며, 이들은 다시 더 분해되지 못해 결국은 찌꺼기가 된다고 하였다. 이러한 치석 또는 찌꺼기는 자갈이나 아교 같은 물질로 되어 있고 외부에서 온 것으로 보리나 완두콩, 우유, 고기, 생선, 포도주, 맥주, 과실액 등에서 나오며, 음식에 있는 이런 물질은 요리를 하면 없어지거나 변형되어 대변으로 배출된다.

그러나 그는 음식 안에 있는 치석의 내용물은 그 위치에 따라 다르다고 생각했다. 위장에서 다른 효소가 작용하듯이, 침은 입 속에서 소화하는 것을 도와준다. 치석은 음식물에 있는 점성 물질을 건조시키거나 또는 응고시키는 염분으로 말미암아 침전될 수 있으며, 생성되는 치석의 양은 신체의 부위에 따라 다르다고 하였다.

파라셀수스는 치아에서 생성되는 많은 양의 치석과 치통이 관계가 있다는 것을 알아냈다. 따라서 치통은 신장이나 다른 장기에 누적되는 석회질에 의하여 생기는 통증과 비교된다고 하였다.

> 입안에서는 특정한 소화작용이 진행된다. 이 과정은 생명을 유지할 만큼 강력하다. 찌꺼기는 치석으로 누적되면서 잇몸을 썩게 하고 치아를 갉아내며, 이 치석으로 인해 통증이 생긴다. 치통은 신체 다른 곳에 나타나는 석회질에 의하여 생기는 통증과 유사하다.
>
> _수드호프(Sudhoff)의 치석 관련 질병에 관한 책 중에서

병리적인 석회화에 대한 특수한 관찰 외에도 그의 치석에 대한 개념은 파라셀수스가 이 병에 대한 최초의 개념을 발전시켰다는 것을 의미한다. 고대인들이 그랬듯이 질병이 네 가지 체액의 불균형에서 생긴다는 확실치 않은 개념으로 생각되기보다는, 질병은 관찰되고 연구되어 그 원인을 규명해야 한다고 하였다. 질병은 내부적인 변화로써만이 아니라 외래 물질에 의해서도 나타날 수 있다는 것이다. 소금이 점성 물질에 작용하여 신진대사에 이상이 오는 것처럼, 질병은 연구되어야 하고 또 화학적인 용어로 정의될 수 있어야 한다. 질병은 또한 특수한 화학 과정과 같이 특별할 수 있고, 또 특정 부분에 국소화될 수도 있다. 그는 책 『중

요 수술(*Grosse Chirurgie*)』에서 다음과 같이 기술하였다.

> 시체를 해부한다고 자연이나 생명에 대해 배울 수 없다. 가치가 거의 없다는 것이다. 해부에 있어서 가장 많은 진가와 그 특유성, 기질과 강건함이 이미 죽어 버렸다. 가장 좋은 방법을 무시하는 것이 상식적으로 이루어졌으므로 이러한 사실을 인식하지 못하였다. 그러나 살아 있는 신체는 해부학자에게 건강함이나 질병에 대해 가르쳐 줄 수 있다. 죽은 시체는 그럴 수 없지만 말이다. 그러므로 살아 있는 생명의 해부가 요구된다.

이러한 주장만으로도 파라셀수스는 당대 사람들과 구별되는데, 그 당시 사람들은 해골의 골격을 공부하고 점차 인간의 시체를 해부하는 것으로 옮겨가는 것이 보통이었다. 파라셀수스가 가지고 있는 의학에 대한 안목은, 건강과 질병은 몸과 마음의 관계에서, 그리고 생체가 내포하고 있는 미묘한 생리적인 관계에서 고려되어야 한다는 것이었다. 그는 『대 천문학(*Astronomia Magna*)』이라는 책에서, "인간은 온 세계의 장치에서 추출된 작은 세계이며, 인간 속에 온 세계의 성질이 내포되어 있다."고 기술했다. 이와 같이 소세계(사람)와 대세계(세계 또는 우주 같은)가 서로 관계가 있다는 것이 모든 파라셀수스 사상의 근본이다. 그는 정신과 신체의 관계를 강조함으로써 인간의 심리에 대한 이해를 강조하였는데, 갈스톤(Galdston)이 쓴 정교한 문서에서도 파라셀수스 심리학에 대하여 분명하게 지적하고 있다.

파라셀수스는 이드(id, 본능적 충동)와 초자아(superego)의 개념을 이해하고 있었다. 그에 의하면, 인간의 영혼(Geist)은 두 부분으로 구성되어 있으며, 이들은 다 인간에 고유한 것으로 한 부분은 동물성 기질이고 다른 한 부분은 신적인 영혼인데, 온당하게 살려면 야수가 아닌 인간이어야 하고 동물적인 영혼을 억눌러야 한다고 하였다. 파라셀수스는 정신박약과 정신병을 각기 다른 형태의 정신질환으로 구별하였다. 그는 조울증이라는 정신질환에 대하여 언급하였고, 네 가지 주요 정신질환(정신이상, 정신착란, 열광증·우울증·편집증·치매 증상을 가진 정신질환, 단순한 우울증)은 초자연적인 것에서 기인하는 것이 아니라 자연적으로 생겨나는 것이라고 지적했다. 즉 "우리는 경험에 의하여 인간의 이성이 박탈당하는 질병은 자연에서 기인한다는 것을 알고 있다."고 하였다.

정신질환이 악령에 의해 생겨났으므로 주술사를 통해 퇴출해야 한다는 생각은 이전부터 있었던 매우 원시적인 관념이었는데, 파라셀수스 이후에도 여러 세기에 걸쳐 유행하였고 아직까지도 근절되지 않고 있다. 파라셀수스는 정서장애가 일으키는 정신병의 원리를 잘 이해하고 있었고, 영혼에 대해서도 언급하였다. 그는 또한 정신병으로 인해 생기는 신체의 질병을 이해하여, 이것은 특정한 형태의 정신요법을 통해 치료해야 한다고 주장하였다.

> 자, 그러면 양심으로 죄의식을 극복할 수 있다는 것을 알아야 한다. 시기와 증오도 마찬가지다. 또한 영혼이 얼마나 강력하게 신체를 지배하고 있고 인간에게 많은 질병을 유발할 수 있는지 이해해야 한다. 따라서 일반적인 질병이 아니라, 아픈 영혼을 치료해야 한다.

파라셀수스는 수천 페이지에 달하는 철학, 신학, 점성술에 대한 방대하고도 한편 오만한 기록을 남겼지만, 때로는 그 당시 사람들을 넘어서는 현대과학에 대한 선견지명을 가지고 있었다. 역사학자들은 그가 저술한 방대한 저서의 각기 다른 면에 대하여 긍정적이거나 부정적인 태도를 취하고 있다. 그의 주장 중 어떤 것은 동시대 사람들보다 훨씬 선구적이었음에도 불구하고, 당시의 전반적인 의학 개념을 발전시키는 데는 아무런 도움이 되지 못했다. 과거를 돌아볼 때, 그가 쓴 방대한 서적에서 보잘것없어 보이는 심리학, 정신질환, 생화학, 신진대사와 그 질병, 그리고 직업에서 생기는 병 등에 대한 기술에서 그의 진가를 알아볼 수 있다. 그가 쓴 저서의 몇 개 구절에서 우리는 중세기 의학에 대한 그의 생각과 병리적인 생리작용에 관한 그의 선구적인 개념을 엿볼 수 있다.

치과 질환에 대해서도 파라셀수스는 당시 사람들보다 앞서 있었다. 그는 치석이 생기는 원리에서부터 잇몸에 생기는 병에 대해 이해하고 있었고, 또한 치석은 침이 입안에서 음식물을 소화시키는 신진대사 과정에서 누적된다는 것도 알고 있었다. 그는 또한 치아가 탈색되는 것은 표면에 무엇이 축적되어 생기는 것이며, 이것은 치분이나 구강 세척제 등을 이용해 제거할 수 있다고 하였다. 그러나 수술을 꺼려하여 치염을 치료하는 데 외과적인 수술을 권하지 않은 것은 그의 잘못이라고 할 수 있다. 이러한 점에서는 르네상스 시대의 외과의사인 앙브루아즈 파레(Ambroise Paré)와 같은 사람이 파라셀수스보다 앞섰다고 볼 수 있다. 외과의사들은 대개 고전적인 교육을 받지 않았기 때문에 라틴어로 쓰여진 의학 서적을 읽을 수 없었고, 따라서 그들은 실습과 경험을 통하여 그들만의 전문 기술을 발전시킬 수 있었다. 그들의 진보적인 생각은 파라셀수스의 외과 수술에 대한 서적보다 앞서 있었다.

# 파라셀수스의 저서 중에서 발췌한 구절

어떠한 질병도 의사나 약제에서 비롯된 것이 아니지만, 의사는 병을 악화시킬 수도 있고 또 호전시킬 수도 있다. 이런 점에서 자연보다 더 나은 의사가 있을까? 자연은 지식을 가지고 있고, 모든 물체에 대해 의미를 부여한다. 즉 자연이 의사를 가르친다. 오로지 자연만이 지식을 가지고 있기 때문에 자연만이 치료를 할 수 있다. 즉 치료법은 의사에게서가 아니라 자연으로부터 온다. 따라서 의사는 열린 마음을 가지고 자연에서 시작해야 한다.

모든 의사는 책에 기록된 지식을 충분히 이해하고 있어야 할 뿐만 아니라, 환자들을 그들의 교과서로 삼아야 한다. 환자는 의사를 잘못되게 인도하거나 속이지 않는다.

사람은 두뇌만으로는 의학의 논리를 배울 수 없고, 눈으로 보고 손으로 만지는 것을 통해서 배울 수 있다. 예를 들어 수도원에서 자라서 그곳의 관습만 알고 그곳에서 일어나는 일과 그곳의 관습과 태도만 경험한 사람이라면, 그는 이러한 수도원의 관습 이외에는 아무것도 아는 것이 없을 것이다. 만일 그가 다른 관습을 접했다면 어떻게 해야 할지 알지 못할 것이다. 수도원에서 배운 것밖에는 아무것도 말할 수가 없다는 것이다. 더구나 수도원의 교리는 단지 추측을 바탕으로 인간에 의하여 만들어진 것이다. 따라서 수도원에서 온 학자들은 경험이 없어 어떤 일이 생겨나는 것에 대해 통찰력을 발휘할 수 없다. 이런 것들은 이론만으로는 발견될 수 있는 것이 아니기 때문이다. 이론과 실습은 하나로 통합되어야지 분리되면 안 된다. 실습은 추상적인 이론에 근거해서는 안 되고, 이론은 반드시 실습에서 나와야 한다.

자코비(J. Jacobi) 편집, 구터만(Norbert Guterman) 번역,
1951년 프린스턴 대학 출판

---

## 의학 책 완성작
## 제2권 제13장 중에서

치통에는 각기 다른 증상, 즉 검게 변할 경우, 썩을 경우, 느슨해질 경우, 빠질 경우, 수일 동안 극도의 고통을 수반하는 경우 등 여러 가지 양상이 있다. 이러한 과정을 잘 관찰한다. 치아가 검게 되는 것에 대해서는 구강 세척제나 치분으로 제거할 수 있기 때문에 더 이상 언급할 필요가 없으며, 따라서 이에 대해서는 더 이상 이야기하지 않는다. 그러나 썩는 경우에 대해서는 다음과 같은 방법을 이용한다. 꿀물로 치아를 헹구고 꿀과 알로파티쿰(aloepaticum)을 섞어서 바른 후 며칠 동안 기다린다. 그런 다음 썩은 치아가 없어질 때까지 질경이로 만든 소금과 컴프리(comfrey, consolida), 뱀뿌리(serpentina) 소금으로 만든 용액으로 하루에 두 번씩 입을 헹군다. 치아가 느슨해질 경우에는 수은이나 넛맥(nutmeg) 오일을 대신할 만한 것이 없다. 수일간 지

속되는 통증에는 통상적으로 쓰이는 복합 제제로 치료하기보다는 알칼리를 사용하고, 팔다리와 마찬가지로 필요하다면 이들을 절개하는 수밖에 없다.

_수드호프(K. Sudhoff)의 독일어 번역서 중에서

---

# 기독교 발전에 따른 두 개의 얼굴

## 교회 강경파의 만행, 그리고 미술과 음악의 발전

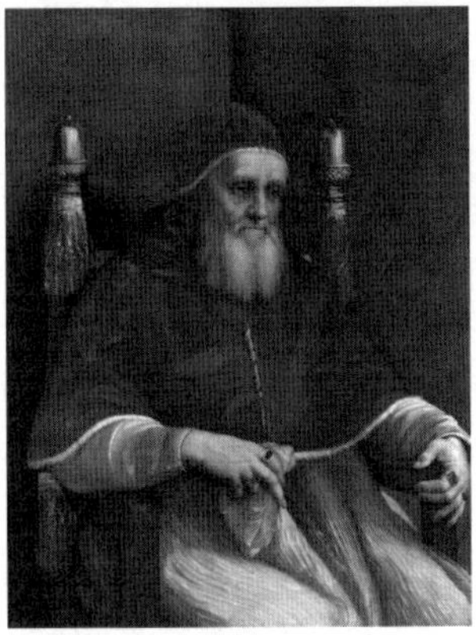
| 교황 율리우스 2세

역사가의 관점에서 볼 때, 유럽의 기독교 발전과 그에 따른 강화와 확산의 역사는 두 가지 양상을 나타내고 있다. 그중 하나는 교회의 강경파, 즉 여러 세기에 걸친 야비하고 잔혹한 전쟁, 그리고 공식적인 입장과 상반되는 대상에 대해 불관용적인 태도를 취하여 이들에게 고문이나 잔혹한 죽음의 협박을 가했다는 점이고, 다른 하나는 음악과 미술의 눈부신 성취와 더불어 도덕적인 관념의 발전으로 인하여 오늘날까지도 많은 나라의 정치 구조를 성립하는 데 도움을 주었다는 점이다.

이러한 이중적인 양상을 대표하는 예는, 르네상스 시대의 교황 율리우스 2세(Julius Ⅱ, Giuliano della Rovere, 재위 1503-1513)의 일생에서 엿볼 수 있다. 교황으로서 그는 교황청이 관할하는 나라의 권력을 가졌을 뿐 아니라, 또한 페루자와 볼로냐를 정복한 군대의 장군으로서 이탈리아를 침범한 프랑스 군대를 물리쳤다. 율리우스 2세는 제5차 라테란 회의에서

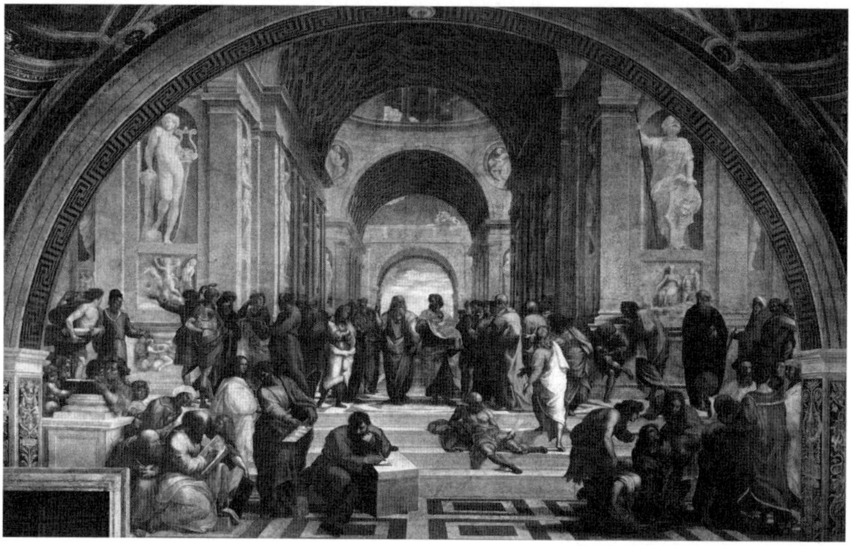

| 라파엘로의 작품 〈아테네 학당〉

영리하면서도 파렴치한 외교를 통하여 당시의 힘을 과시하였다. 또한 그는 브라만테(Donato Bramante), 라파엘로(Raffaello, Raphael), 미켈란젤로 등 눈부신 인물들을 후원하여 예술이 꽃피는 르네상스를 대대적으로 지원하였다.

브라만테는 오늘날 바티칸의 상징적인 건물로 인정받는 성 베드로 성당을 건축한 중견 건축가이다. 라파엘로는 바티칸 궁 집무실 벽화를 그렸으며, 그중에서 가장 유명한 것은 〈웅장한 성만찬의 우화〉, 〈아테네 학당〉, 그리고 〈성 베드로의 석방〉 등이다. 미켈란젤로는 바티칸 성전의 시스틴 성당 천장에 그린 장엄한 벽화로 유명하다. 이러한 예술적 업적으로 오늘날 세계 각처에서 예술 애호가와 학자들이 이곳을 찾고 있다.

한편 로마의 종교 재판에서는 세계에서 가장 유명한 과학자인 갈릴

레이 갈릴레오의 지구가 태양을 돌고 있다고 하는 지동설을 이단이라고 하여 그를 고문하고 종신 투옥하는 등 협박하였다. 그러나 교회는 카라바조(Caravaggio)가 칸타렐라(Contarelli)의 회당에 성 마태의 연속화를 그리는 것을 지원하였으며, 파네세(Farnese) 궁전의 복도에 아니발레 카라치(Annibale Carracci)가 그린 벽화와 더불어 성 베드로 성당과 로마의 다른 교회에 진열되어 있는 베니니(Bernini)의 조각 작품 등도 후원하였다.

16세기에는 종교 개혁자들 역시 구교도 신자들 못지않게 이단에 대하여 단호하였다. 세르베투스(Michael Servetus)는 의사이자 과학자로서, 피가 허파를 통해 순환한다는 것을 최초로 설명한 인물이다. 그러나 그는 삼위일체설에 의문을 제기하였다는 이유로 칼뱅(Calvin)에 의해 화형에 처해졌다. 칼뱅은 마르틴 루터 이후 가장 유명한 개신교 학자로 알려져 있다. 1536년에 그는 『기독교 종교의 개요(*The Institutes of the Christian Religion*)』라는 책을 발행하였는데, 당시 학자들을 위해 라틴어로 쓰여진 이 책은 신교도의 신학적 체계에 대한 원리를 제공하고 있어 기독교 사상에 있어서 획기적인 지침이 되었다.

이탈리아 예술의 위대함은 조토(Giotto)와 마사초(Masaccio)가 그린 종교 벽화에서 시작되었다고 볼 수 있다. 조토는 플로렌스에 있는 성당의 종탑을 설계한 유명한 건축가로, 가장 칭송되고 있는 작품은 스크로베니(Scrovegni) 가문을 위해 파도바(Padua)의 아레나 성당 벽에 만들어 놓은 것들이다. 조토는 성경에 나오는 장면과, 당시는 물론 그 시기를 초월하는 성경 이야기들까지 그림으로 그려서 벽을 뒤덮었다. 대표적인 작품은 〈성모 마리아의 탄생〉과, 그의 부모인 요아힘(Joachim)과 안나(Anna)와 보낸 어린 시절 이야기이다. 조토가 그린 인물들은 살아 있는 듯한 모습인데, 그는 최초로 3차원 표현을 사용하여 얼굴 표정에서 만족감이나 슬픔 같은 감정을 표현하고 있다. 그 예로 예수를 배반한 유다의 표정을 보면 알 수 있다.

한편 마사초는 플로렌스에 있는 산타 마리아 델 카미네(Santa Maria Del Carmine) 교회의 벽화를 그린 것으로 유명하다. 그는 또한 빛과 그림자의 미술적 효과(명암 대조법)를 처음으로 강조한 사람이기도 하다. 이탈리아 초기의 걸작품들은 다음 세기에 미켈란젤로와 라파엘로를 통해 더욱 발전하였다.

이탈리아에서 르네상스(혹은 고전적인 배움의 재생)가 진행됨에 따라 왕자들과 그를 추종하는 사람들이 상업과 공업을 통하여 부유하게 되었고, 이러한 부유함은 그들이 미술, 문학, 철학 등에 대해 해박한 지식을 얻을 수 있는 기회를 만들어 주었다. 따라서 그들에게 궁전은 금전으로 살 수 있는 최상의 투자 대상이었다. 왕자들은 저마다 유명한 미술가, 건축가, 조각가, 음악가를 고용하려고 하였고, 또한 좋은 예술가를 고용하려는 교회와 경쟁하게 되었다. 이들은 궁전을 세속적인 미술로 장식하고 개인용 예배당을 종교적인 회화로 장식하는 것 외에도, 중요한 성전의 예배당까지 회화로 장식하였다.

그러나 이들 왕자들도 로마에 있는 바티칸의 부유함과는 감히 비교될 수 없었다. 르네상스 시기의 가장 중점적인 미술 유산은 미켈란젤로가 시스턴 성당의 천장에 그린 구약 성경의 〈천지창조 이야기〉와, 예수가 우리의 영을 가지고 천국과 지옥으로 심판하는 벽화, 그리고 레오나르도 다빈치가 그린 〈최후의 만찬〉과 같은 종교적인 예술품이다.

미켈란젤로는 천재적인 재능과 헌신적인 노력에도 불구하고 당시

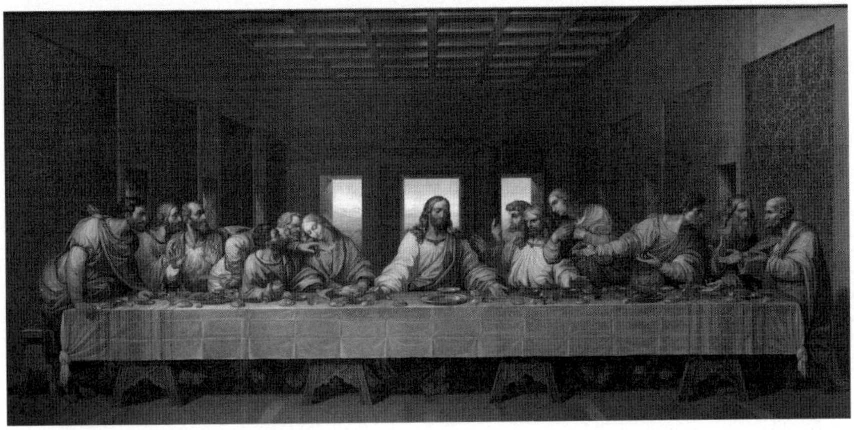

| 레오나르도 다빈치의 작품 <최후의 만찬>

바티칸 궁전의 관료들 때문에 많은 시련을 겪어야했다. 이런 점에서 그가 가장 싫어했던 추기경이 지옥에 떨어진 인물 중 하나로 그려져 있다는 것은 상당히 풍자적이며 흥미있는 일이다.

이탈리아 이외에 르네상스를 가장 잘 꽃피운 곳은 지금의 벨기에와 네델란드이다. 초기의 벨기에 미술은 거의 전적으로 종교적인 것이었다. 첫째로 손꼽을 수 있는 것은 헌신의 시간, 시편 그리고 성무 일과를 위한 책자에 그려진 축소판 그림들이다. 이들은 손으로 쓴 문자를 화려한 색채와 금으로 장식하였다. 이러한 성무 일과를 위해 쓰여진 책자들은 현재 전 세계 박물관에서 가장 중요한 보물 중 하나가 되었다.

15세기에 반에이크(Van Eyck)가 유화 작품을 발전시킨 데 이어, 캉팽(Robert Campin), 바이덴(Rogier van der Weyden), 휘스(Hugo van der Goes)는 제단에 훌륭한 그림을 그렸다. 보슈(Hieronymus Bosch)는 지옥에 대한 환상과 거기서 영원한 고통을 당하는 모습을 그림으로 설명하였다. 이러한 초기의 플랑드르(flemishm, 지금의 벨기에) 미술가들은 섬세한 것에도 주의를 기울여 주인공 얼굴에 나타나는 감정을 표현하기 시작하였다. 이러한 훌륭한 그림들은 오늘날 교회나 개인 예배당에서는 더 이상 찾아볼 수 없게 되었지만, 전 세계 주요 미술관들을 장식하고 있다.

16세기에는 루벤스(Peter Paul Rubens)가 플랑드르 미술의 중심인물이었다. 그는 가톨릭 교회를 위해 여러 편의 종교화를 그렸으나, 점차 고전적인 주제와 초상화 그리고 풍경화로 전향하였다. 그는 또한 최초의 현대 미술가로서 그리스 로마의 이야기를 중심으로 하여 움직이고 있는 인간의 나체를 자세하게 묘사하였다. 그의 초상화, 특히 감정이 잘 나타난 그의 아내를 그린 그림은 후세의 화가들에게 모범이 되었고, 그가 그린 평화로운 풍경화 역시 후세의 풍경화가 더욱 발전하게 되는 본보기가 되었다.

16세기는 네덜란드 미술의 전성기였다. 주로 세속적인 작품이 많았지만, 대부분의 유명한 네덜란드 미술가들은 종교적인 주제의 그림도 함께 그렸다. 대부분의 사람들은 렘브란트(Rembrandt)가 고금을 막론한 가장 위대한 화가라고 생각한다. 빛과 그림자를 이용하여 극적인 효과를 낸 혼토르스트(Gerrit van Honthorst)나 헨드릭 테르브루그헨(Hendrick Terbrugghen)과 같은 미술가에 뒤이어, 렘브란트는 검은 배경에 그려진 인물들에 쏟아지는 빛을 조명하는 기술을 완성시켰다. 이러한 효과는 작품 〈엠마오에서의 예수(Christ at Emmaus)〉에 잘 나타나 있다. 네덜란드 화가들 이전에도 카라바조(Caravaggio)가 그린 〈엠마오에서의 예수〉에서도 이와 비슷한 빛과 그림자(광음) 효과를 보이고 있다. 초기의 네덜란드 화가들은 로마를 방문하여 카라바조가 사용한 기술을 배워서 알고 있었다.

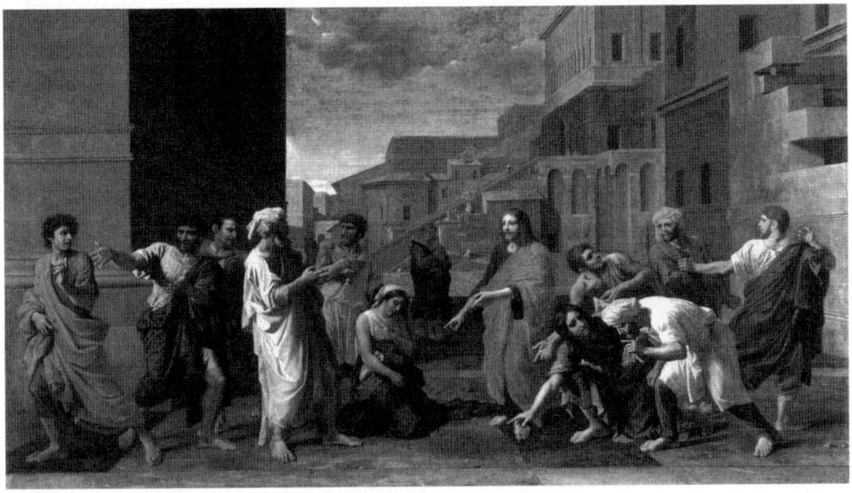

| 렘브란트의 작품 <예수, 그리고 간통으로 잡혀온 여인>

렘브란트는 십자가에 못박힌 예수에 대한 그림들을 그렸는데, 가장 유명한 그림의 하나는 현대 런던 국립박물관에 보존되어 있는 〈예수, 그리고 간통으로 잡혀온 여인(Christ and the Woman Taken in Adultery)〉이다. 이 그림을 볼 때 우리는 무릎 꿇고 있는 불쌍한 여인을 바라보는 예수의 측은해하는 마음을 느낄 수 있으며, 이를 통해 여인을 돌로 치려고 하는 관중에게 주는 놀라운 효과도 엿볼 수 있다. 같은 작가가 그린 예수를 성전에 바치는 그림도 역시 비슷한 효과를 나타내고 있다. 렘브란트는 또한 구약에 나오는 여러 장면과 암스테르담 유대인 지역에서 만난 수많은 유대인 학자들의 초상화도 그렸다.

16세기와 17세기에 네덜란드는 세계에서 가장 포용성이 많은 나라로 알려져 수많은 작가와 사회적 배경이 다른 철학자, 예를 들면 스피노자(Baruch Spinoza) 같은 사람도 암스테르담에 살고 있었다. 페르메이르

(Jan Vermeer) 또한 네덜란드의 위대한 화가 중 한 사람으로, 그는 가톨릭 신자였지만 개신교 국가에서 살아가는 데 아무런 불편함이 없었다. 그는 남녀가 음악을 연주하는 네덜란드 가정의 풍경을 자세히 표현하였는데, 이 그림은 보는 사람으로 하여금 평화와 고요함을 느끼게 한다. 그는 그림 속 인물들에게 조명의 효과를 구현한 것 외에도, 원근감을 잘 표현함으로써 그림에 깊이감을 주었다.

평화와 고요함을 나타낸 페르메이르의 그림에도 불구하고 당시의 정치 상황은 결코 평화롭지 않았다. 그 당시 유럽은 악명 높은 개신교와 구교도 사이의 30년 전쟁으로 인하여 말할 수 없이 황폐화되어 있었다. 30년 전쟁은 유럽에서 마지막으로 치른 대대적인 종교 전쟁으로, 오랜 전쟁 후에도 분쟁은 계속되었다. 그러나 이러한 분쟁은 종교적이라기보다는 정치적 성향으로 인한 것이었다. 불행하게도 이런 종교적인 분쟁은 오늘날에도 신문에서 읽을 수 있듯이 아일랜드와 보스니아, 코소보, 동티모르, 인도, 이스라엘 등지에서 여전히 발생하고 있다.

서양음악의 발전 역시 기독교의 발전과 밀접하게 관련되어 있다. 중세기 사원에서 쓰여졌던 기도문은 대체로 단조로운 노래로 불려졌으며, 이런 음악은 유대교 예배에서 불려진 음악과 상당히 유사하다. 사원에서는 아침부터 저녁까지 3개의 기도문을 사용했는데, 이들은 마틴(matins, 독서기도), 라우드(lauds, 아침기도), 베스퍼(vespers, 저녁기도)라고 불린다. 이러한 단조로운 노래들은 이후 좀 더 차원 높은 노래로 발전하였으나, 당시에는 모든 것이 단일한 음정으로 불려졌다. 이러한 노래를 '그레고리안 성가' 또는 '평범한 노래'라고 한다. 중세의 수도자들도 음악을 작곡하기도 하였는데, 그들은 이러한 음정 표기법을 공부하여 암기하였다.

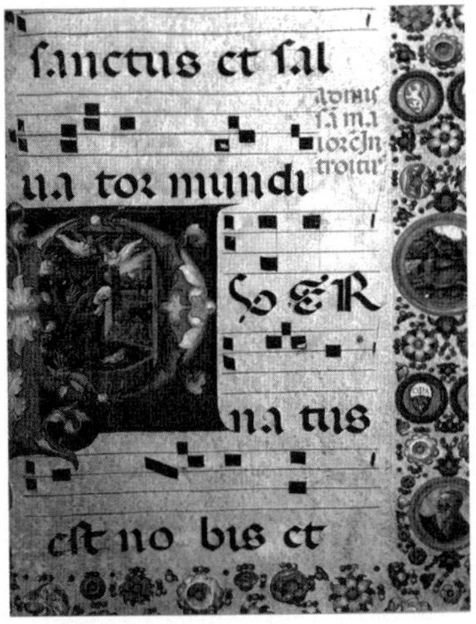

초기 음악의 표기법을 보여주는 르네상스 초기에 쓰였던 음악 원고

당시에 악보를 기입한 양피지는 아주 귀중한 것이어서, 음악 멜로디가 암기되면 악보는 지워지고 새로운 멜로디가 기록되었다. 르네상스 말기에는 음악이 급속도로 발전하여 교회 예배에 사용되었다. 가톨릭 교회의 미사에서는 여러 가지 목소리를 사용하는 화음과 대위법이 나타났다.

16세기에 들어와서 교회 음악의 거장이 나타나기 시작했다. 팔레스트리나(Palestrina)는 205개의 모테드(motets)와 105개의 미사곡, 13세트의 애가, 12개의 기도서 중 연서, 20개의 찬송가, 그리고 35개의 성모 마리아를 노래하는 찬송가를 작곡하였다. 성서 기록에 기초를 둔 여러 양상의 합창 음악이 발전되었고, 이들은 라틴어로 불려졌다. 미사는 대개 합창을 위해 만들어졌지만, 어떤 아리아는 독창으로 불려지기도 했다. 미사는 모테드보다 좀 더 철저한 형식의 음악, 즉 '주여 불쌍히 여기소서'라는 기도문구, 영광의 찬송가, 사도신경, 거룩하시도다의 성가곡, 하나님의 양 등의 악장으로 계승되었다.

이와 같이 많은 성스러운 종교 음악을 작곡하는 외에도, 팔레스트리나는 마드리갈(madrigals, 3~6부로 된 반주 없이 부르는 성악 합창)에 대한 책자를 발행하였다. 서정시를 4~5부로 부를 수 있는 합창단을 만들어 이를 각기 그 노래를 부르는 사람들의 언어, 특히 이탈리아어로 불렀다. 이러한 형식의 노래는 서부 유럽 전역을 통해 팔레스트리나의 계승자들이 지은 작곡의 중요한 기틀이 되었고, 또한 여러 형식의 일반 음악을 도입하는 관문이 되었다. 영국에서는 이런 마드리갈이 엘리리자베스 여왕이 지은 시에 기초를 둔 것이며, 이러한 성악은 오르간, 버지널(virginal), 비올라, 그리고 초기의 목관악기로 반주되었다. 머지않아 음악은 사람의 목소리가 아닌 악기만을 위해 작곡되기 시작하였고, 점차로 현대음악의 모습으로 발전하였다. 이러한 세속적인 음악은 오늘날 교회에서 연주되고 있다.

이탈리아의 팔레스트리나에 이어, 여러 중요한 작곡가들이 베니스 산마르코 성당의 음악가로 임명되었다. 조반니 가브리엘리(Giovanni Gabrieli)는 산마르코 성당의 오르간 연주자로 임명되었는데, 그는 성악을 위주로 한 많은 교회 음악을 작곡하여 이것을 현악기와 관악기로 반주할 수 있도록 하였다. 그는 또한 악기만을 위한 소나타를 최초로 작곡하였는데, 그의 제자 중 한 사람인 하인리히 쉬츠(Heinrich Schütz)는 독일의 유명한 작곡가로서 그의 성악곡은 바흐(Bach)의 성악곡으로 계승되었다.

한편 몬테베르디(Monteverdi)는 30년 동안 산마르코 성당의 음악 지휘자였는데, 그가 지은 많은 종류의 종교 음악 중에서 가장 유명한 작품은 1616년 작곡한 베스퍼(vespers, 저녁기도)였다. 몬테베르디는 또한 수많은 세속적인 음악과 오페라도 작곡하였다. 그의 오페라는 오늘날에도 연주되고 있으며, 후일 로시니와 베르디, 푸치니 같은 작곡가들을 통해 이탈리아 오페라의 발전으로 이어졌다.

바로크 시대의 가장 유명한 기악 작곡가 비발디(Antonio Vivaldi)는 붉은 머리색 때문에 '붉은 머리의 사제(red priest)'로 알려져 있다. 그는 교회를 위하여 수많은 성가를 작곡하였지만, 그의 명성은 그가 쓴 광범 위한 실내음악과 한 개 또는 여러 개의 악기나 오케스트라를 위하여 쓴 수백 개의 협주곡(concertos)에서 비롯되었다. 비발디는 고아나 버려진 아이들을 위한 병원이자 학교인 오스페달레 델라 피에타(Ospedale Della Pieta) 음악학교 지휘자였다. 이 학교는 우수한 합창단과 오케스트라로 유명했는데, 여자아이들은 어려서부터 음악 훈련을 받아 오케스트라의 여러 악기를 잘 다루는 훌륭한 연주자가 되었다. 이들은 비발디가 작곡한 바이올린, 첼로, 플루트, 오보에, 바순용으로 작곡한 어려운 협주곡도 연주하였다. 비발디는 또한 독주를 위한 소나타와 셋이서 하는 트리오 소나타도 여러 개 작곡하였다. 이 학교의 음악회를 본 사람들은 젊은 여성 연주가들의 음악적 재질에 감탄하였는데, 당시 베니스를 방문하였던 주요 작가들이 이들에 대한 기록한 것들이 많이 전해지고 있다. 비발디는 유럽 전역에서 높이 칭송되었는데, 바흐는 그의 곡 여러 개를 피아노 독주로 편곡하였다.

개신교의 개혁으로 인해 음악은 교회 예배의 일부분이 되어 더욱 중요하게 되었으며, 합창 음악은 라틴어보다는 독일어로 쓰여졌다. 구약성경을 독일어로 번역하여 평신도들도 성경을 읽을 수 있게 한 마르틴 루터는 한편 재능 있는 음악가이기도 했다. 그가 작곡한 여러 개의 찬송가는 바흐가 교회의 칸타타(cantata)로 사용하였는데, 〈우리 하나님은 강건한 요새(Ein feste Burg ist unser Gott)〉, 〈하늘은 주의 영광을 노래한다(Die Himmel erzahlen die Ehre Gottes)〉 등이 그것이다.

요한 세바스찬 바흐(Johann Sebastian Bach)는 시대를 막론하고 가장 칭송받는 음악가로 인정받고 있는데, 그는 생전에 많은 음악을 작곡해냈다. 그가 지은 성스러운 음악은 대개 성 토마스 교회를 위하여 작곡한 것이었는데, 그는 이 교회의 오르간 연주자이자 지휘자였다. 바흐는 찬송가와 성서 문서에 대하여 200여 개의 칸타타와 부활절 및 성탄절을 위한 오라토리오(oratorios), 여러 개의 모테트(motet), 그리고 B단조의 장엄한 서곡(mass)을 썼는데, 많은 사람들이 이를 서양음악의 극치라고 여기고 있다. 칸타타는 교회 예배를 위해 작곡되었으며, 성악 독주와 합창을 위한 합창곡이었다. 그러나 많은 칸타타는 오케스트라의 교향악으로 연주했고, 성악 독주는 여러 악기의 독주와 저음만을 표현하는 첼로나 건반 음악으로 반주되었다. 칸타타의 원문은 성경을 주제로 한 것으로, 이것은 바흐의 동료들에 의하여 시 형식으로 변형되었다. 이들은 죽음을 공포로 대하기보다 평화스럽게 받아들이는 기독교의 원리를 잘 표현하고 있다.

칸타타의 대표적인 예는 〈하나님의 때가 가장 좋은 때(Gottes Zeit ist die allerbeste Zeit)〉라는 것으로, 장례식은 비극적인 행사로 불리는 데 비해 "신이 원하시면 우리는 가장 적합한 시기에 죽는다."라고 말하고 있다. 이러한 칸타타에 쓰여진 시는 대체로 칭송할 만하다. 칸타타 1번의 원문을 보면 "샛별은 신의 은사와 진리가 충만하여 아름답게 빛난다."라고 하고 있다.

바흐는 또한 방대한 규모의 세속적인 음악도 작곡하였는데, 오케스트라와 콘체르토, 그리고 피아노, 바이올린, 첼로, 플루트를 위한 독주 등 다양하다. 바흐의 작품 중 피아노를 위한 조화로운 건반 음악인 전주곡과 변주곡(preludes & fugues), 그리고 바이올린과 첼로를 위한 무반주의 소나타 스위트는 많은 사람들에 의해 절정의 작품이라고 평가받고 있다.

바흐와 같은 해(1685년)에 태어난 음악가로 헨델(G. F. Händel)이 있다. 그는 젊은 시절에는 기도문을 라틴어로 쓴 〈주께서 말씀하였다(Dixit Dominus)〉 등을 작곡하였으나, 이후에는 오라토리오와 오페라로 전환하였다. 그는 성경 이야기를 기초로 한 17개의 오라토리오를 영어로 작곡하였는데, 〈이집트에 있는 이스라엘 사람들〉, 〈데보라〉, 〈솔로몬〉, 〈예프타(jeptha)〉, 그리고 유명한 〈메시아〉 등이 그것이다. 그가 지은 40개의 오페라는 순진한 사람과 악한 사람을 대상으로 한 환상적인 이야기로, 순진한 사람이 이기고 악한 사람은 죄에서 구한다는 이야기이다. 헨델의 기악곡은 그 양이 방대하고 바흐의 대작들과 더불어 후세의 서양음악을 교향악으로 발전시켰으며, 또한 하이든, 모차르트, 베토벤 등이 극적인 작곡으로 발전시키는 계기가 되었다. 베토벤이 헨델을 전무후무한 위대한 작곡가로 인정하였다는 것은 흥미로운 일이다.

바흐 이후에는 유명한 음악가들이 주로 세속적인 음악을 작곡하였지만, 유명한 작곡가들은 교회 음악도 또한 작곡하였다. 하이든과 모차르트는 서곡과 모테트를 작곡한 반면, 베토벤과 브람스는 서곡을 작곡하려 했으나 성공하지 못했고, 멘델스존은 성 바울과 엘리야를 오라토리오로 썼다. 바그너는 종교에 헌신적인 사람이 아니었는데도 성배를 찾아 나서는, 기독교의 전설에 기초를 둔 오페라 〈파르시팔(Parsifal)〉을 작곡했다.

역사적인 관점에서 보면, 가장 유명한 서양 미술과 음악은 기독교의 발전에 그 기원을 두고 있다. 유명한 대성당의 건축과 이를 장식하는 그림과 조각들은 교회가 충당하였고, 교회 예배에 쓰인 성악과 기악의 발전도 마찬가지였다. 이러한 교회의 후원 외에도 많은 재능 있는 예술가와 음악가들이 과제를 충실히 수행하였다. 오늘날이 과학과 기술의 시대인 것처럼, 이 시대는 미술과 음악의 시대였다고 할 수 있다.

기독교는 다른 종교에 비해 예술과 음악을 발전시키는 데 유리한 점이 많다. 유대교나 이슬람교의 경우 신을 그림으로 그리는 것과 성서의 인물을 그림에 등장시키는 것을 금지하였는데, 이는 우상 숭배로 믿었기 때문이다. 따라서 이들의 종교 서적이나 예배 장소는 그림보다는 섬세한 도안으로만 장식해야 했고, 따라서 사원이나 유대인 성전은 아름답게 표현되어 있다. 수많은 종교에서 음악이 예배나 묵상, 또는 깊은 사고에 방해가 된다고 생각한 반면, 기독교에서 미술과 음악을 장려한 것은 이후 서구문화를 꽃피우는 데 크게 공헌하였다.

# 앙브루아즈 파레와 자크 기요모:
## 치의학에 대한 공헌

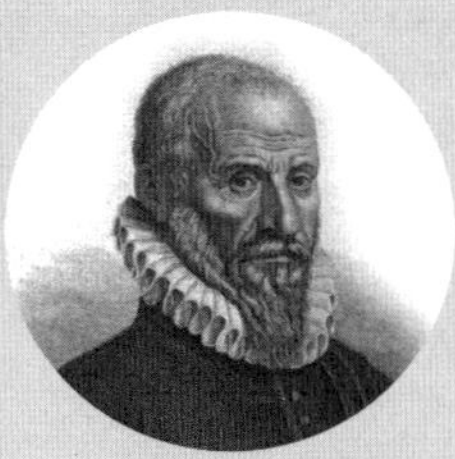

프랑스의 앙브루아즈 파레(Ambroise Paré, 1509-1590)와 자크 기요모(Jacques Guillemeau, 1550-1613)는 르네상스 시기의 유명한 외과의사로, 이들은 치의학에 관한 방대한 책을 저술했다. 파레는 르네상스 시기 가장 유명한 외과의사였으며, 기요모는 파레의 제자로 스승의 개혁을 계승했다. 그들은 둘 다 프랑스어로 책을 출판하여 당시 학자들에게 많은 영향을 주었는데, 이 서적들은 라틴어와 영어를 비롯해 여러 언어로 번역되었다.

파레는 경험을 통해 상처는 지난 세기에 유행했던 방법, 즉 불로 지지는 지짐술을 쓰지 않는 것이 더 낫다는 것을 알았으며, 또한 여러 가지 새로운 외과 수술 도구를 개발했다. 그는 치의학에 많은 공헌을 하였는데, 염증으로 인해 부어오른 잇몸 조직을 제거하기 위한 수술을 비롯하여 여러 가지 구강 수술 방법도 발전시켰다. 그는 치주염을 일으키는 치석이 생기는 원인을 이해하여, 치석을 제거할 스케일링(scaling) 기법을 발전시켰다.

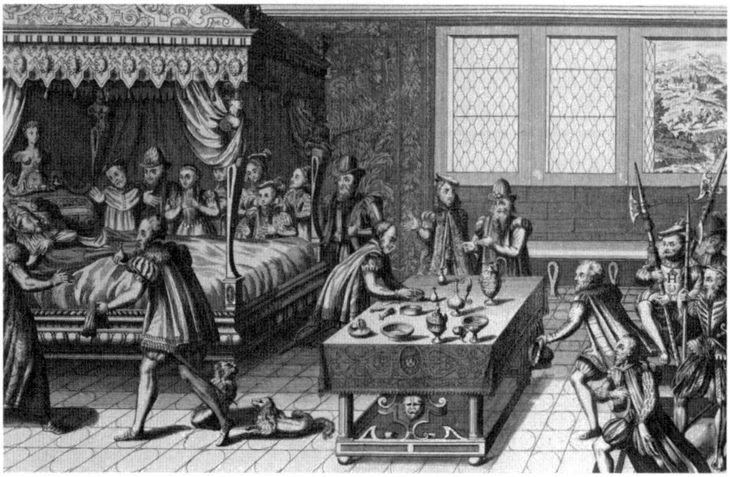

| 파레의 간호를 받고 있는 앙리 2세

파레는 학계에서 쓰고 있던 라틴어보다는 프랑스어로 저술하였는데, 따라서 수술에 대한 그의 저서는 고전 교육을 받지 않은 외과의사들도 쉽게 접할 수 있었다. 그의 편저는 1564년과 1584년에 각각 발행되었고, 최종본은 1840년 프랑스 외과의사 말게느(Malgaigne)에 의해 출간되었는데, 영문 번역은 이보다 먼저 발표되었다.

파레는 그 당시에 잘 알려진 인물이었다. 그는 파리에 있는 오텔디외(Hotel Dieu) 병원의 최고 외과의사였고, 또 프랑스 왕의 주치의였다.

기요모는 파레의 가장 유명한 제자로서, 오텔디외 병원에서 파레의 후계자가 되었다. 그는 외과 수술 저서를 1598년 파레와 함께 발행하였는데, 이 책은 다음 수세기에 걸쳐 파리를 외과 수술의 중심지로 만드는데 중요한 역할을 했다.

## 치의학에 관한 파레의 저술

파레는 치통과 그것이 생기는 다양한 원인을 밝히는 데 있어 '체액의 불균형'이라는 원시적인 개념에 집착했다. 그는 의사들이 다른 방법을 사용하기 전에 성급하게 치아를 빼는 것에 대해 경고하였다. 또한 갈레노스(Galen)와 아비센나(Avicenna)의 저술을 통해 여러 다양한 약초에 대해서도 반복하여 제시하였다. 그는 느슨해진 치아와 치주염으로 주저앉은 잇몸은 치료할 수 없다고 했으며, 치아를 다시 이식하는 것에 대한 보고를 하기도 했다. 그는 벌레(충치)에 의해 치아에 구멍이 나며, 이와 같은 감염이나 부패는 산(acid)을 이용하거나 뜨거운 철사로 지져서 예방할 수 있다고 했다. 그러나 치아를 뽑는 것에 대한 자세한 방법은 결정적으로 현대적인 방식을 보여주었는데, 이는 르네상스 시대 의학보다 발전된 수술법이었다.

다음 글은 토마스 존슨(Thomas Johnson)에 의해 영어로 번역된 그의 원작을 약간 수정한 것이다.

---

제25 장

## 치통에 관하여

모든 통증 중에서도 치통이 환자를 가장 잔인하게 괴롭힌다. 우리는 다른 뼈들이 염증으로 고생하다가 밖으로 튀어나와 썩고 드디어는 조금씩 떨어져 나가는 경험을 한다. 또한 치아에 구멍이 생기고 벌레가 자라나며 어느 부분은 썩어 나가는 것을 매일 본다. 이러한 고통의 원인은 내부 또는 외부로부터 발생하며, 근본적인 문제이다. 치아 안쪽에서는 덥거나 차가운 체액이 분비되어 이 뿌리를 채우고, 결국은 치아를 빠지게 한다. 치아가 위로 솟아 있을 때 통증이 두려운 환자들은 제대로 씹지도 못한다. 고여 있는 분비액에 의해 잇몸이 안 좋아지고 치아의 뿌리가 느슨해지기 때문이다. 치아가 썩어 뿌리까지 구멍이 뚫릴 경우, 음료를 마실 때 조금이라도 닿으면 그 아픔이 얼마나 큰지, 이는 마치 핀이나 송곳에 찔린 것처럼 극렬한 통증을 준다.

뜨거운 액이 분비되어 생기는 증상은 바늘에 찔린 듯 예리하고 찌르는 듯한 고통으로, 통증이 있는 치아 뿌리와 관자놀이가 욱신거리는데, 이때 찬 것을 먹으면 통증이 조금 나아진다. 반면 차가운 액이 분비되어 생기는 증상은 머리가 매우 무겁고 자주 그리고 많이 침을 뱉는데, 이때 뜨거운 제제를 쓰면 증상이 조금 가벼워질 수 있다.

극심한 고통 때문에 당장 치아를 뽑으러 달려가거나 직접 손으로 뽑아내면 안 된다. 먼저 의사와 상의해야 하는데, 의사는 여러 종류의 원인에 따라 약제를 각각 처방해 줄 수 있다.

치료법은 세 가지가 있는데, 첫째는 식이요법이고, 둘째는 분비액이나 그 원인을 제거하는 것이며, 셋째는 통증을 완화시킬 적절한 약제를 사용하는 것이다. 식이요법 외에 분비액을 제거할 때나 피를 뽑을 때, 커핑(cupping) 병을 목과 어깨에 걸 때, 그리고 쨀 때에는 반드시 의사가 직접 해야 한다.

적절한 약을 택하는 데 있어서는 그 원인과 상반되는 것을 택할 수도 있다. 예를 들어 뜨거운 것이 원인이라면 석류즙과 플랜테인 액(plantain water), 장미 식초, 발라우스치아(balaustia) 잎, 옻나무 잎을 넣어 끓인 것으로 입을 헹구는 것이 좋다. 단, 치아의 밀도가 아주 견고하기 때문에 치통을 완화시키기 위해서는 강도가 약한 것을 써야 한다. 이런 이유로 고대인들은 항상 식초를 이러한 액체들과 섞어서 썼다. 따뜻하게 하여 정제로 만들 수도 있다. 혼합물에 강한 식초를 넣고 잘 두들겨서 정제로 만들어 장미수에 녹인 다음, 필요에 따라 이것으로 잇몸과 입을 헹군다. 그러나 이런 제제로도 통증이 완화되지 않는다면 결국은 마약을 쓰게 될 것이고, 곧 신경이 마비될 것이다. 이들은 때때로 붓고 늘어난 잇몸에도 효과가 있는데, 먼저 상처를 조금 째고 거머리를 사용하여 원인 물질을 빼내야 한다. 또한 혀 밑의 정맥이나 귀 뒤의 정맥을 잘라 열어놓는 방법도 있다.

나는 이러한 세 가지 치료 방법으로 극심한 치통을 완화시켰던 경험이 있다. 그러나 어떤 사람은 귀 뒤에 있는 정맥을 찾지 못하고, 또 어떤 사람은 정맥이 귓구멍 위쪽에 돌출되어 있는 경우도 있다. 감기 때문에 치통이 생기고 콧물이 많이 나올 때에는 로즈메리와 세이지(sage, 샐비어), 스페인 제충국에 포도주와 식초를 넣고 끓은 후, 생수에 넣고 시럽(treacle, 당밀)을 약간 녹여서 이것으로 치아를 헹군다. 다른 방법으로는 비고스(Vigoes)의 조언대로 암모니아 덩어리를 산다락 나무(sandar acha)의 송진과 몰약을 녹인 생수에 녹여 아픈 치아에 부착한다. 메주스(Mesue)는 빻은 마늘을 오른쪽이나 왼쪽 손으로 들고 다니면 통증이 완화되는데, 그 이유는 치통이 오른쪽이나 왼쪽에 생기기 때문이라고 하였다.

내가 이런 종류의 극심한 치통에 시달리고 있을 때, 어느 노파의 충고에 따라 마늘을 치아에 올려놓았더니 고통이 사라졌다. 이 방법을 다른 사람에게도 적용하였더니 똑같이 성공적이었다. 어떤 사람은 피마자나 클로브(cloves) 같은 종류의 기름 한 방울을 귀에 떨어뜨린다고 한다. 다음과 같은 혼합물로 치아를 닦는 것도 효과적이다.

**처방** | 제충국 3B, 박하 그리고 쓴 약초를 섞어서 따뜻하게 하여 치아를 닦는다. 어떤 사람은 연기 쏘이는 것을 더 좋아하는데, 콜로신스(Coloquintida)와 겨자씨 또는 그런 종류의 것들을 섞어서 깔때기 위에 입을 대고 그 증기를 들이마신다. 또 어떤 사람은 스페인 제충국, 생강, 계피, 명반, 소금, 너트메그(nutmegs, 육두구), 사이프러스(cypress) 열매, 아니스(anis), 겨자씨, 등대풀 등에 생수를 약간 넣고 끓여서 깔때기에 입을 대고 그 증기를 마시거나, 또는 이 혼합물로 이를 닦고 솜에 적셔서 귀에 한 방울 넣는다. 어떤 사람은 이 혼합물로 치아를 자주 닦으면 효과가 있고, 치통에도 진통제가 된다고 한다. 견딜 수 없는 치통의 경우 가끔씩 귀 밑에 발포제를 써서 치통을 완화시키는데, 이곳은 밑의 턱뼈 관절이 위쪽과 마주치는 곳이어서 정맥, 동맥, 근육이 치아 뿌리에 연결되어 있다. 물집이 터지면 맑은 액체가 나오는데, 이것은 병을 일으킬 뿐만 아니라 병을 키우고 자라게 한다. 그러나 치아에 구멍이 생기고 환자가 이것을 빼지 않는 한, 부식 제제인 황산염, 질산을 녹인 기름과 뜨거운 철사를 쓰는 것이 치료에 가장 효과적이다. 그 밑에 있는 신경이 타버려서 감각을 잃기 때문이다.

한편 어떤 사람은 등대풀에서 나오는 우유 같은 액체를 유향과 전분을 넣고 연고같이 만들어 치아 구멍에 넣으면 치아가 조각나 떨어져 나간다고 믿고 있다. 종양 모양으로 잇몸과 볼이 부풀어 오르면 환자의 증상이 조금 나아지고 편안해진다. 통증을 일으키는 종양이 저절로 밖으로 나오는 것이다. 통증을 일으키는 원인이 무엇이든지,

역청과 유향의 수지로 만들어 아픈 치아의 관자놀이에 붙이면 다른 쪽으로 퍼져나가는 것을 막을 수 있다.

---

## 제26장
## 그 외 요인이 치아에 미치는 영향에 관하여

치아는 또 다른 요인에 의해서도 고통을 받는다. 때로는 잇몸이 느슨해져서 흔들리고, 때로는 썩거나 부패하며, 때로는 벌레가 생기거나 바깥으로 돌출하기도 한다.

먼저 외부적인 원인, 즉 넘어지거나 타격을 받거나 하는 것에서 시작해 내부적으로 전부터 문제가 되는 것, 즉 두뇌에서 물 같은 체액이 나오거나 또는 나이가 들어 몸에 영양분이 부족하거나 하면 잇몸이 느슨해진다. 만일 썩어가는 잇몸 때문에 치아가 느슨해지면 이런 병은 고칠 수 없다. 치아를 고정시키는 방법을 통해 다른 원인은 극복할 수 있지만, 그 반대로 하면 치아를 더 느슨하게 할 것이다. 그러므로 환자들은 너무 말을 많이 하거나 딱딱한 것을 씹지 말아야 한다. 만일 치아가 넘어지거나 타격을 받아 느슨하게 되었다면 이를 빼지 말고 그 옆에 있는 견고한 치아에 붙들어 맨다. 때가 되면 이들은 그 뿌리에 박히게 된다.

안토니 데 라 루(Anthony de la Rue)라는 양복장이는 칼집에 맞아 턱이 부러지고 치아 3개가 느슨해져서 그 뿌리에서 빠져나올 것 같은 상태였다. 그의 턱뼈를 치료하고 치아도 제자리에 넣어 왁스로 된 2겹의 실로 묶었다. 그리고 환자에게 국물과 젤리 같은 것을 먹이고, 사이프레스 열매와 도금양 열매, 약간의 명반을 옥시클로라이드(oxycrate)에 넣고 끓여서 수렴성 있는 구강 세척제로 만들어 얼마 동안 입을 헹구게 하였다. 이후 환자는 치아로 음식물을 씹을 수 있게 되었다.

한편 나는 믿을 만한 사람으로부터 다음과 같은 소문을 듣기도 하였다. 한 고위층 여성이 썩은 치아를 들어내고 시중 들고 있는 여종의 치아를 뽑아 넣었더니, 그 치아가 마치 뿌리가 박히듯이 견고하게 자라나 고위층 여성은 아주 잘 씹을 수 있게 되었다는 것이다. 그러나 앞서 말한 것처럼 이것은 단지 소문일 뿐이다.

치아는 흔히 나오는 많은 양의 체액이 그 뿌리까지 파고들어가 이에 의하여 부식되거나 소모되는데, 체액이 거기에 들어가 부패하면 더 악화되어 치아를 부식시킬 뿐만 아니라 구멍을 뚫기도 한다. 이와 같은 부패는 일반 약제를 쓴 다음, 황산염 기름이나 질산을 부식된 치아의 구멍에 넣으면 고칠 수 있다. 붉게 달군 가는 철사로 치아 뿌리를 그슬려도 되며, 또한 뜨거운 쇠줄을 파이프나 깡통을 통해 집어넣어 그것이 다른 부분을 다치지 않게 하면 부패와 부패의 원인을 멈추게 할 수 있다. 만일 둘 중 하나의 치아에만 구멍이 있다면, 건강한 치아를 갈아내서 뜨거운 철사가 건강한 치아를 상하지 않고 자유롭게 부착될 수 있게 한다.

치아 뿌리에서 부패시키며 자라고 있는 벌레(충치)는 부식제나 구강 세척제 또는 스페인 제충국을 담근 물이나 당밀을 녹인 식초 연고를 써서 죽여야 한다. 이런 목적으로는 선인장이나 마늘도 좋다. 매운 것 또는 떫은 것을 먹거나 계속해서 증기를 쏘여도 똑같은 결과를 가져온다. 차가운 체액, 특히 가래가 치아로 내려올 때 너무 찬 것이나 마비시키는 약을 사용하면 치아가 입 가장자리로 몰리게 된다.

일반 약제를 쓴 후에 병을 키우는 것들도 피한다. 생수나 세이지, 로즈메리, 정향, 육두구 같은 성질의 것들을 넣고 끓인 포도주로 치아를 세척하면 이러한 나쁜 영향을 없앨 수 있다.

---

제27장

## 치아를 뽑는 것에 대하여

치아가 견딜 수 없는 고통을 일으켜 일반 약을 사용해도 이 고통을 없앨 수 없거나, 치아가 썩고 구멍이 나서 입에서 나쁜 냄새가 나거나, 이러한 치아가 건강한 다른 치아를 전염시켜 똑같이 부식되게 하거나, 또는 제대로 계열에 서지 못한다면, 치아를 뽑게 된다. 이 외에도 치아가 너무 깊고 강하게 뿌리를 내려서 이들을 잡아 뽑아내지 못할 경우 치아가 부러지게 되는데, 이럴 경우에는 부식성 물질 약간을 치근에 떨어뜨려 감각과 통증을 없앨 수 있다.

치아를 뺄 때 힘을 과도하게 쓰면 때로는 턱이 무너질 수도 있다. 또한 무자비한 힘으로 뒤쪽 치아를 빼내면 관자놀이, 눈, 그리고 두뇌가 모두 흔들리게 된다. 그러므로 먼저 잇몸을 째서 느슨하게 한 다음, 치아가 느슨하게 될 때까지 손가락으로 흔든다. 치아가 견고하게 붙어 있는 것을 한번에 뽑아내면 턱이 부러져 턱 부분까지 같이 나올 수 있기 때문이다. 그렇게 되면 열이 나고 출혈이 심하며(켈수스에 의하면 피와 고름이 많이 나오는 것은 부러진 뼈를 의미함) 여러 가지 다른 치명적인 증상이 나타난다. 치아를 뽑다가 잘못 되어 입이 삐뚤어져 평생 입을 크게 벌릴 수 없게 된 사람도 있다. 이후에 치아로 음식

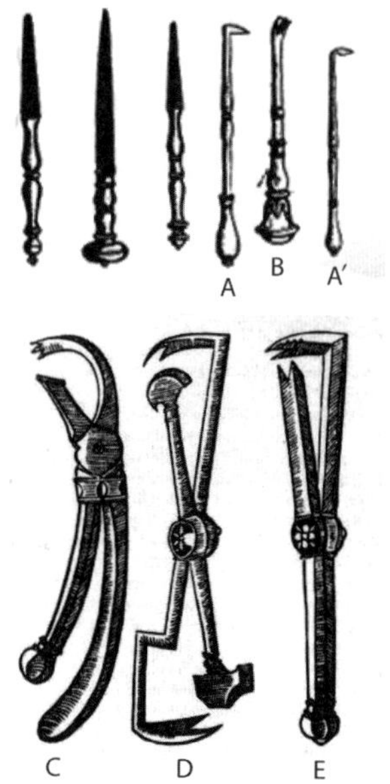


| 파레가 사용한 치과 기구

물을 씹으려면 그 구멍은 헝겊이나 코르크로 메워야 한다. 또한 잘 맞는 철 조각을 집어넣어 수직으로 뽑아낼 때, 족집게 아래에서 부러지지 않도록 하여 치아 뿌리가 남아 있음으로써 짧은 기간에 더 극심한 치통을 일으키지 않게 한다. 그러나 무엇보다 건강한 이를 아픈 이로 알고 빼지 않도록 각별히 주의해야 한다. 극심한 통증으로 그 주위는 물론 통증이 턱 전체로 퍼져나가 구별이 쉽지 않기 때문이다.

따라서 치아를 잘 빼내려면 다음 사항을 잘 따라해야 한다. 우선 환자를 낮은 의자에 앉게 하여 치아를 빼는 사람의 다리 사이에 환자의 머리를 뒤로 젖혀놓고, 치아를 빼는 사람은 잇몸을 깊이 째 A라고 쓴 기구로 잇몸을 갈라놓는다. 만일 잇몸과 같이 썩어서 느슨해져 있다면 흔들어서 B라고 쓴 삼각 기구로 힘 있게 뽑아낸다. 치아가 단단히 붙어 있어 잘 움직이지 않는다면, C · D · E라고 쓴 치아 집게를 하나하나 사용해 붙잡는다.

나라면 이러한 기구를 잘 쓸 줄 아는 숙련공(조수)을 채용할 것이다. 만일 이 기구들을 재빨리 그리고 재치 있게 쓸 줄 모른다면, 이런 일들을 거의 할 수 없다. 3개의 치아를 한꺼번에 뽑고도 통증을 일으키는 치아는 그대로 남겨둘 수도 있다.

## 치의학에 관한 기요모의 저술

자크 기요모는 1550년 오를레앙(Orleans)의 외과의사 집안에서 태어났다. 그는 리올린(Riolan)에서 해부학을 공부했고, 앙브루아즈 파레에게서 외과 수술을 배웠다. 기요모는 파레가 외과 주치의로 일하고 있는 군에 복무하며 파레와 함께 여행했는데, 이 기간 동안 수술에 대하여 많은 것을 배웠고 다른 나라에서 온 외과의사들과도 만나게 되었다. 이런 연수가 끝난 후, 그는 파리에 정착하여 스승 파레의 발자취를 따라 유명한 오텔디외 병원에서 외과 주치의가 되었고, 또 프랑스 왕의 외과의사직도 겸하게 되었다.

수술에 관한 그의 주요 업적은 1602년에 발표된 『수술 작업(*Oevres de Chirurgie*)』을 통해 알 수 있는데, 이 책은 다양한 언어로 번역되어 널리 알려져 있다.

기요모는 자신도 유명한 선생이었으나, 그는 또한 스승 앙브루아즈 파레의 명성을 전파하는 데 힘썼다. 수술에 대한 그의 논문은 구강과 치의학 문제를 다루는 부분을 포함하고 있다. 그는 사포(file)를 사용하여 울퉁불퉁하고 날카로운 치아 표면을 부드럽게 하는 방법에 대해 묘사하였고, 발치를 위해 치아를 느슨하게 하는 것과 치조가 부러지지 않게 조심해야 하는 등 발치에 대해서도 상세히 기록했다. 또한 그는 산에 적신 솜을 이용해 치아 뿌리에서 과다 출혈이 일어나지 않게 하는 방법을 소개하였고, 흔들리는 치아는 금 철사를 써서 잡아매야 한다는 지침을 소개하기도 했다.

## 『수술 작업』(1602) 중에서

프랑스어에서 번역한 것

때로는 어느 한 치아가 다른 치아보다 높이, 또는 위로, 밖으로, 안으로 자라거나, 또는 치아 끝이 너무 예리하여 말을 할 때 혀나 입을 아프게 한다. 또한 치아가 가끔은 그 표면이 너무 울퉁불퉁하고 거칠어 이들을 갈아서 다른 것들과 같이 부드럽게 해야 한다. 이때 사포(file)를 편리하게 사용하고 치아가 파괴되지 않게 하려면, 치아를 손가락으로 꽉 잡고 치아 뿌리에 있는 잇몸에 헝겊 조각을 놓은 다음, 밖으로 튀어나와 반달 모양 안에 있는 다른 치아와 따로 있는 치아들을 갈아내야 한다. 그렇지 않으면 치아가 부러져 그 조각 때문에 혀나 입이 상하게 된다.

특이한 치아들은 갈아내는 데 상당한 고충과 노동이 필요하고, 때로는 이런 치아를 뽑는 것이 위험할 수도 있다. 이들은 대개 구부러져 턱뼈에 단단히 박혀 있기 때문이다. 이럴 경우 펠리컨(Pelican)이나 또는 이런 목적으로 만들어진 기구를 써서 잘라내야 한다. 이런 기구를 써서 작업해도 이들을 잘라내다가 부러뜨리는 경우가 있다. 그러나 가장 좋은 것은, 어떤 방법을 써서라도 이들을 제대로 잘라내는 것이다.

가끔은 치아가 썩었거나 구멍이 나서 치통이 아주 심하여 참을 수 없는 경우가 생기는데, 이럴 경우 환자는 거의 미칠 정도가 된다. 이런 통증을 제거할 방법이 거의 없기 때문에, 환자는 치통을 가장 확실히 제거해 주는 발치를 요구할 것이다. 발치할 것이 결정되면 환자를 편하게 앉게 하여 무엇보다 아프지 않는 치아를 뽑지 않도록 주의한다. 치아를 잇몸에서 느슨하게 하고 치아에 뚫린 구멍에 납 조각이나 솜을 채워 펠리컨이 딱딱한 부분의 치아를 부러뜨리지 않게 한다. 발치하는 기구를 가만히 그리고 편안하게 가져다가 치아가 부러지지 않게 조심하면서 앞서 말한 치아를 조금 옆으로 잡아당긴다. 이때 치아를 위아래로 흔들어대면 치아 뿌리가 고정되어 있는 턱뼈 밑부분이 쉽게 부러질 수 있으므로 과도하게 힘을 주지 않고 뽑아야 한다. 그렇지 않으면 아래턱뼈를 그 접합점(관절)에서 뽑아내 위쪽 뼈와 눈에까지 영향을 끼칠 수 있다.

치아를 뽑은 후 두 손가락으로 잇몸을 다시 닫고 봉합시킨 다음, 소금이 조금 녹아 있는 산화 염소산염 물로 입을 세척한다. 이때 피가 난다면 결코 사소한 일이 아니다. 어떤 사람이 출혈로 사망한 것을 본 적이 있기 때문이다. 이에 대한 가장 좋은 치료법은, 치아가 빠져나온 곳에 레몬즙을 적신 솜을 집어넣는 것이다.

치아를 붙들어 매기 쉽게 하는 것이나, 느슨한 치아가 아래위로 움직이거나, 무엇을 삽입시키는 등의 기술도 이런 방법으로 손쉽게 할 수 있다. 쉽게 구부러지거나 휘어질 수 있는 좋은 금줄이나 또는 대륙에서 쓰는 금으로 치아 사이를 붙들어 맨다. 우선 그 줄을 겹쳐서 앞에 있는 치아에 넣고, 느슨한 치아가 하나 또는 그 이상 여러 개라도 양쪽에 건강한 치아가 들어설 때까지 이 둘을 묶는다. 그런 다음 처음에 건강한 치아를 묶었던 줄을 잡아당기는데, 특히 느슨한 치아 뿌리에 가깝게 끌어당긴다. 그리고 가위로 줄 양쪽을 잘라내서 그 끝을 둥그렇게 하여 혀를 방해하지 않도록 한다. 만일 느슨한 치아가 느슨할 뿐 아니라 빠져나온다면, 그 자리에 치아를 집어넣고 앞서 말한 대로 금줄로 붙들어 맨다.

---

# 필립 배로:
## 최초로 영문 의학서를 쓴 엘리자베스 여왕 시대의 의사

필립 배로(Philip Barrough or Philip Barrow)는 1587년 최초로 영문 의학서를 출판한, 엘리자베스 1세 여왕 시대의 외과의사이자 내과의사이다. 그는 당시 의학에 대한 지식을 포괄적으로 기록하였을 뿐만 아니라, 치아와 구강, 그리고 목청의 질병에 대한 진단과 치료에 대해서도 여러 장에 걸쳐 기술하였다. 그러나 그의 생애, 출생일과 사망일, 그리고 어디서 개업을 했는지 등 사생활에 관해서는 거의 알려진 바가 없다. 의학에 관하여 중요한 공헌을 하고 또 그의 책이 7판이나 재판되었음에도 불구하고, 그의 이름은 개리슨(Garrison), 카스티글리오니(Castiglioni), 메이저(Major), 메틀러(Mettler) 등과 같은 주요 의학 서적에 언급되어 있지 않다. 따라서 이 장을 통해 이러한 배로를 의학 역사의 올바른 자리에 올려놓고, 그가 전반적인 의학 지식뿐만 아니라 구강과 치아에 대해서도 많은 관심을 보여주었다는 것을 강조하고자 한다.

필립 배로는 최초로 영문 의학서를 쓴, 엘리자베스 여왕 시대의 내과의사이자 외과의사이다. 그러나 그의 생애에 관해서는 거의 알려지지 않았다. 그가 엘리자베스 여왕 시대에 의학 분야에 크게 공헌하였음에도 불구하고, 그의 이름은 개리슨(Garrison), 카스티글리오니(Castiglioni), 메이저(Major), 메틀러(Mettler) 등과 같은 주요한 의학 서적에서 언급되지 않았다. 또한 튜더와 엘리자베스 여왕 시대에 국한된 의학 역사의 특수 논문에서도 그의 이름은 언급되지 않았다. 필립 배로에 대하여 알 수 있는 것은 그의 아버지가 영국 서퍽(Suffolk)에 사는 존 배로(John Barrough)였다는 것이다. 그의 출생이나 사망에 대하여는 알려진 바가 없지만, 1559년에 그가 케임브리지 대학에서 수술을 할 수 있는 면허를 받았다는 기록과 1572년에 내과의를 개업할 수 있는 면허를 받았다는 기록이 있다. 그는 런던에서 개업했을 것으로 추측되며, 또한 엘리자베스 여왕의 주요 고문관이자 그의 친구인 버글리 경(Lord Burghley)의 주치의로 일했을 가능성이 있다.

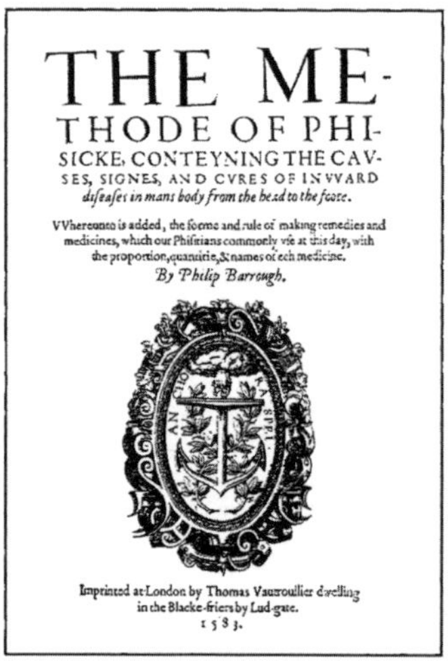
THE ME-
THODE OF PHI-
SICKE, CONTEYNING THE CAV-
SES, SIGNES, AND CVRES OF INVVARD
*diseases in mans body from the head to the foote.*
VVhereunto is added, the forme and rule of making remedies and medicines, which our Phisitians commonly vse at this day, with the proportion, quantitie, & names of ech medicine.
*By Philip Barrough.*
Imprinted at London by Thomas Vautroullier dwelling in the Blacke-friers by Lud-gate.
1583.

| 필립 배로의 논문 전면 페이지(1583년 제5판)

배로가 쓴 첫 번째 교과서는 1583년에 나온 2절판 책자로, 러드게이트(Rudgate) 근처의 블랙-프라이어(Blacke-friers)에 살고 있는 토머스 바트로우리(Thomas Vautroullier)에 의하여 출판된 것이다. 책 제목은 '머리에서 발끝까지 사람의 신체에 생기는 질병에 대한 원인, 증상, 그리고 치료 방법'이다. 이 책에는 오늘날 의사들이 통상적으로 쓰는 치료법과, 의약품의 조제법과 용량, 그리고 각 약품의 이름이 나와 있다. 총 8권으로 각 권은 여러 개의 장으로 구성되어 있는

데, 첫 번째 책은 머리의 질병에 관한 것으로 49개 장으로 되어 있으며, '머리의 통증'(제1장)에서 시작하여 '악취가 나는 입'(제49장)으로 끝난다. 2권은 목청, 허파, 심장 그리고 여자의 유방에 관한 것이고, 3권은 위장과 내부 장기의 질병에 관한 것이다. 4권은 체열과 전염병에 관한 것이고, 5권은 종기, 질병에 의하여 일부 조직이 파괴된 것, 그리고 종양에 관한 것이다. 6권은 매독(Morbus Gallicus), 7권은 알약과 시럽, 분말 등을 만드는 방법에 관한 것이며, 8권 헌정사는 당시 사용되고 있던 약품들과 그 용도를 나열한 것이다.

버글리 경에 바친 헌정사는 매우 화려하면서도 길며, 많은 그리스 고전문학과 역사 참고서를 인용하고 있다.

> 온당하고 경외하며 선한 주인이자 스승이고 영국 고위 재무장이시며 가터(Garter)의 가장 고상한 기사이고 여왕 폐하의 가장 영예로운 개인 고문이신 버글리 경에게 바칩니다. 만수무강하시고 그 명성이 더욱 드높아지기를 간구합니다.

배로는 책 헌정사에서, "이는 대중의 찬사를 받기 위해서가 아니라, 내가 이렇게 책을 출판하고 싶게 한 우리 동료들의 은혜에 보답하기 위한 정직한 열정에서 비롯된 것입니다."라고 진술하고 있다. 독자들을 위한 머리말에서도 또한 고전문학을 많이 인용했는데, 이는 배로가 학자이고 교육을 많이 받은 사람이며, 따라서 이 책은 교육을 잘 받은 사람들에 의하여 읽혀지고 그 진가가 알려져야 한다는 것을 의미한다. 머리말에서 그는 관찰한 많은 것들에 대해 언급했는데, 당시 의학 연구가 갈레노스의 가르침을 따랐으므로 체온의 다양성, 여러 가지 질병, 그 원인, 표식,

증상 등 신체 구성에 중점을 두는 관점이 의사가 가져야 할 기본 지식이라고 주장하였다.

그러나 배로는 다음과 같은 주장을 하기도 한다.

> 그들(의사들)이 영국 연방에 들어와 개업할 때, 갈레노스는 상상도 하지 못했던 질병과 만나게 된다. 인체가 돌연히 그리고 즉각 변화하는 경이로운 장면과 마주할 때, 또는 신체의 변화무쌍한 온도 변화에 대처하지 못할 때, 그리고 고대에서 의학을 처음으로 시작한 사람과 같은 초보 수준임을 인정할 때, 지금이 가장 진실되고 완전하다고 생각할 것이지만, 사실 그 기술이 얼마나 불완전한 것인지 인정하지 않을 수 없다. 실천이 없는 의학은 미약한 것이다.

배로가 실습과 교육이 똑같이 중요하다는 것을 강조한 것은 사실상 현대 의학 교육의 관점과 같다. 그는 타락한 생활, 즉 게으름이나 과식, 성생활의 남용(비너스의 어리석음을 추구하는 불만족) 등은 결국 질병으로 이끌 것이라고 말하고 있다. 그는 또한 젊었을 때 신체에 작용했던 여러 요인들의 결과가 나이 들면서 질병으로 나타난다는 것도 알고 있었다.

배로는 많은 병을 성공적으로 치료하지는 못했지만, 여러 상태의 병에 대해 잘 이해하고 있었다. 그는 편두통을 포함하여 여러 가지 다른 종류의 두통에 대해 기술하였다.

> 이 두통은 종종 발작으로 시작되어 어떤 사람에서는 두개골에까지는 미치지 않지만, 어떤 사람에서는 뇌의 깊은 곳에까지 느껴지며, 또 어느 사람에서는 머리 앞부분의 근육 가까이에서 느껴진다.

> 이 통증은 여러 가지 수증기, 또는 뜨겁거나 찬 체액이 정맥이나 동맥, 또는 둘 다 모두 상승하는 데서 생긴다.

제14장 '현기증과 어지럼증에 관하여'에서는 스코토마(Scotoma)라고 불리는 시각적인 문제에 대하여 논의하고 있다. 제16장 '혼수상태에 관하여', 그리고 제28장 '우울증에 관하여'는 우울증에 대하여 임상적으로 잘 묘사하고 있다.

제5권 제26장에서는 악성 종양에 관한 논의가 잘 기술되어 있다. 배로는 사람들은 악성 종양 초기에는 종양 크기가 완두콩과 같이 작기 때문에 그 존재를 무시하는데, 이후에는 이 종양이 그 뿌리에서 크게 자라나 누구나 진단할 수 있다고 하였다.

> 이러한 악성 종양에 있는 혈맥은 모든 방향으로 부풀어 올라 게(crab) 모양과 비슷하다. 악성 종양은 딱딱하고 불균형하며 … 악성 종양 또는 암은 일반적으로 고통스럽고 무서운 질병이다. … 왜냐하면 이들은 어떤 방법으로도 거의 치료될 수 없어서 … 이러한 질병은 신체 모든 부분에 생길 수 있으나, 특히 윗부분, 즉 얼굴과 코, 귀와 입술, 그리고 여자의 자궁을 덮어주는 부속 기관에 잘 생긴다.

배로는 암은 수술로 그 뿌리를 뽑아야 치료될 수 있으며, 내부에 생기는 암은 전이되어 재발하기 때문에 치료될 수 없다고 하였다.

치아와 구강의 질병에 대해서도 책에 잘 표현되어 있는데, 그 내용에는 치통, 구취, 충치, 그리고 치주염에 관한 것도 포함되어 있다.

## 제46장
# 치아의 통증

치통은 (갈레노스가 말한 바와 같이) 죽을 만한 고통은 아니지만 그중에서 가장 잔혹하고 비참한 고통이다. 치통은 간혹 덥거나 찬 병적인 상태에서 생긴다. 그러나 많은 경우 체액이 머리 위에서 치아 뿌리로 흘러내리거나, 또는 그 부작용으로 치아를 부식하게 하거나, 또는 그 양이 너무 많아 치통을 일으키는데, 이것은 염증이 몸 부위에 생기는 것과 같다. 치아의 통증은 잇몸의 염증 없이 뿌리에 있는 신경에서 나타나기도 한다. 이런 통증을 제거하기 위해 양귀비 씨를 포함하여 많은 약제를 처방하고 있다.

---

## 제47장
# 시커멓고 느슨해진 치아에 관하여

때로는 치아 전체가 시커멓게 되는데, 이것은 환자에게 생기는 어떤 종류의 염증과도 같다. 악성 체액이 흘러내려 치아가 느슨해지고, 또는 습기가 흘러내려 힘줄이나 근육을 헐겁게 하여 치아가 느슨해지게 된다. 치아가 부식되었거나 치아가 고정되어 있는 잇몸이 약해도 치아가 느슨해지게 된다. 악성 체액을 치료하는 방법은 설사를 하여 몸을 깨끗이 비우는 것이다. 그런 후에도 치아가 시커멓거나 녹이

슨 것처럼 보이면, 치아로 흘러가는 부패한 체액을 건조시키는 약품, 즉 리시움(licium), 유향(frankensence), 박하, 유향의 수지, 몰약, 니겔라(nigella) 등을 가루로 만들어 치아에 문지른다. 베니스산 테레빈유(turpentine)와 섞어 이것으로 세척해도 된다. 치약(tooth-power)과 구강 세척제에 관한 처방은 이미 많이 나와 있다.

---

제48장

## 구강 궤양에 관하여

열로 인하여 입 위쪽이 타는 것처럼 느껴지는 것을 그리스에서는 아구창(Aphthae)이라 불렀는데, 이는 원시적인 종류의 기생충(Acoela) 때문이다. 어떤 것은 하얗고, 어떤 것은 붉으며, 또 어떤 것은 검은데, 검은 것이 가장 위험하다. 이런 것들은 대개 젖이 모자라거나 젖을 잘 소화하지 못하는 젖먹이 아기나 어린아이에게 나타난다. 성인의 경우도 입 안에 악성 및 부패한 체액이 많이 흘러나오거나, 또는 먹거나 마시는 음식들에 의해서도 간혹 생긴다. 그 증상은 알아보기 아주 쉬운데, 눈으로 보거나 손으로 만져도 알 수 있다. 만졌을 때 정상 이상으로 뜨거우면 부종이 있는 것이다. 이에 대한 처방으로 여러 종류의 수렴성 구강 세척제가 나와 있다.

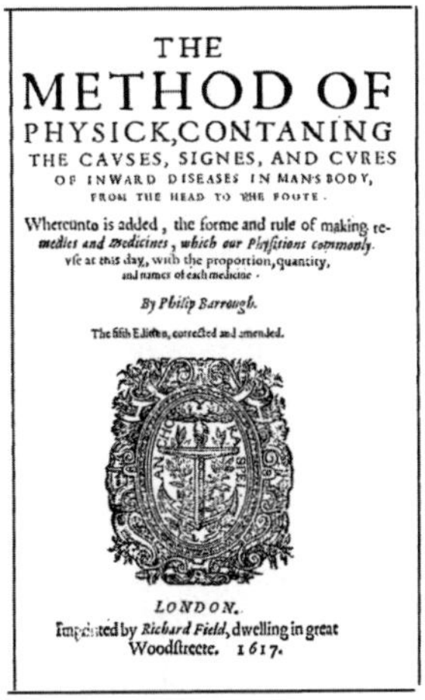
THE
METHOD OF
PHYSICK,CONTANING
THE CAVSES, SIGNES, AND CVRES
OF INWARD DISEASES IN MANS BODY,
FROM THE HEAD TO THE FOOTE.
Whereunto is added, the forme and rule of making remedies and medicines, which our Physitions commonly vse at this day, with the proportion, quantity, and names of each medicine.
By Philip Barrough.
The fifth Edition, corrected and amended.
LONDON.
Imprinted by Richard Field, dwelling in great Woodstreete. 1617.

| 필립 배로의 논문 전면 페이지 (1617년 제5판)

제49장

## 악성 구취에 관하여

대개는 잇몸이나 치아가 썩어 있거나 치아에 낀 육류 때문에 악취가 난다. 대부분 입안 피부에 있는 뜨거운 질병에 의하여 생기는데, 때로는 위장 입구에서도 부패하고 썩은 체액이 나온다. 이것은 입이나 허파의 종양으로 변하여 입이나 허파의 입김을 망쳐 놓는다.

만일 구취가 잇몸이나 치아, 또는 치아에 낀 육류 때문이라면, 이것은 눈으로 보거나 또는 환자의 이야기를 통해 쉽게 알 수 있다. 만일 이것이 입안에 생긴 뜨거운 질병에 의한 것이라면, 이런 체열은 입안에서 느낄 수 있고 또 갈증으로 인해 괴로울 것이다. 만일 이것이 위장의 문제였다면, 고기를 먹은 후보다 먹기 전에 훨씬 심한 악취가 날 것이다.

허파의 궤양도 신체적 조건이나 기침으로 알 수 있는데, 우유와 생선, 거의 모든 과일, 골수, 지방, 오염된 물 등 입이나 위장을 쉽게 부패시킬 수 있는 음식물은 피해야 한다. 육류는 많은 수분을 가지고 있기 때문에 소화하기 쉬운 것으로 먹고, 끓이는 것보다는 구워 먹어야 한다. 만찬이나 저녁식사 이후 특히 악취가 위장 입구에서 나는 경우에는 배나 유과 같은 종류의 과일을 먹는다. 고기를 먹은 후에는 바로 취침하지 않는다. 구강의 악취가 상한 잇몸이나 치아에서 오는 경우에는, 신체만 건강하다면 우선 머리에서 내려오는 정맥에서 피를 좀 뺀 다음 사혈하는 유리병을 머리에 붙들어 맨다. 그러나 악성 체액이 입에 꽉 차 있다면 약을 사용해 그 체액을 없애버린다. 신체가 깨끗해지면 외상 약을 쓰는데, 특히 구강 세척제는 이런 경우에 신비스러울 만큼 효과가 좋다.

처방으로는 붉은 장미, 바나나 열매, 석류, 담즙, 삼나무 열매 또는 암석 명반 등을 섞어 용액으로 만들어 매일 아침저녁으로 잇몸과 치아를 닦아낸다. 식초에 물을 타서 써도 좋다. 박하 물과 식초를 섞어 사용하면 달콤한 입김을 만들 수 있고, 또 치아를 하얗게 만든다.

---

제2권의 1장 '축주(columellate)에 염증이 생기는 것을 방지하기 위하여'에는 목젖과 목구멍에서 일어나는 염증에 관하여 기술하고 있는데, 연쇄상구균으로 생긴 목젖 염증이나 바이러스성 목구멍 염증을 의미하는 것 같다. 제2권의 3장 '편도선염에 관하여'에는 도선염에 대하여 꽤 좋은 설명이 있다. 그다음 몇 장은 목구멍의 염증과 궤양에 대한 설명이다. 디프테리아가 이러한 설명에 적합하다.

## 엘리자베스 여왕 시기 영국에서 발전된 외과 수술과 내과 의학: 배로가 연구하고 의술을 펼친 당시의 사회 환경

이발사-외과의사의 조합은 다른 조합과 같이 1300년 이전에 영국에 세워졌다. 1462년에는 이 조합이 연합되어 이발사-외과의사 협회라 불렀다. 1540년에 이 협회가 의회의 칙령에 따라 군인 외과의사 조합과 합해져서 이발사와 외과의사의 협회가 되었다. 이렇게 하여 이발사는 수술을 할 수 없고, 외과의사는 머리를 깎을 수 없게 되었다. 외과의사가 개업하기 위해서는 면허증을 받아야 하는데, 면허증을 주는 단체는 옥스포드와 케임브리지 대학, 이발사-외과의사 협회, 왕립 의과대학(1518년 헨리 8세에 의하여 건립됨), 그리고 추기경회(초기 의사들은 또한 성직자였음) 등이었다.

우리가 알고 있는 가장 초기의 영국 외과의사는 토머스 비커리(Tomas Vicary, 1495-1562)로, 그는 해부학을 가르쳤고, 헨리 8세의 외과 주치의로도 임명되었다. 그는 또한 헨리 8세가 로마 가톨릭 교회의 칙령으로부터 벗어난 후에 세인트 바르톨로뮤(St. Bartholomew) 병원의 병원장으로 일했다.

배로는 해부학에 관해 최초로 영어로 된 책을 썼으나, 이 책은 중세기 초기의 저자들을 나열한 빈약한 수집의 수준에 지나지 않았다. 비커리 이후의 해부학 선생으로 존 카이어스(John Caius)가 있는데, 그는 또한 학자로서 이탈리아에서 베살리우스(Vesalius)와 레날도 콜롬보(Renaldo Colombo) 등에게서 배웠다. 추후에 알려진 유명한 외과의사로는 토머스 게일(Tomas Gale, 1507-1587), 존 배니스터(John Banester, 1533-1610), 조지 베이커(George Baker, 1540-1600), 윌리엄 클루우스(William Clowes, 1544-1604), 그리고 피터 로우(Peter Lowe, 1559-1610) 등이 있다.

엘리자베스 여왕 시대의 외과의사들은 모두 기 드 숄리아크(Guy de Chauliac)와 앙브루아즈 파레(Ambroise Paré)의 업적을 잘 알고 있었다. 배니스터는 내과의사이자 외과의사였는데, 그는 외과의사의 명성을 높이기 위하여 내과 의학도 같이 연수시켰다. 당시 외과의사들은 내과의사의 명령을 따랐으며, 내과 의학을 하지 못하게 금하고 있었다. 즉 내과의사만이 약을 처방할 수 있었는데, 그 이유는 외과의사들은 전통적인 의학 교육을 받지 않았기 때문이었다.

엘리자베스 여왕 시기 가장 유명한 외과의사는 클루우스였을 것으로 추측된다. 그는 이발사-외과의사 협회에서 실습하고 외과의사 면허를 받은 다음 해부학을 공부했다. 프랑스에서 군대 복무 경력을 쌓고 여러 해 동안 해군 외과의로 일한 다음, 클루우스는 런던에 있는 세인트 바르톨로뮤 병원 외과의사로 임명되었다. 1576년 그는 매독에 관한 논문을 발표했는데, 이 논문은 여러 번 재발행되었다. 그는 군대에서 복무한 경험을 바탕으로 여러 가지 질병에 대해 연구하였는데, 이 질병들을 수은이 든 약으로 치료했다. 그는 또한 괴혈병에 대해서도 저술하였는데, 이 병이 잇몸과 치아에 미치는 중요한 영향에 대하여 언급하였다. 그는 괴혈병이 특정 음식의 결핍에서 온다는 것을 이해하여 환자들을 과즙(현재 비타민 C가 풍부하다고 알려져 있음)으로 치료했다.

영국의 의학은 최고의 인본주의 학자였던 토머스 리나클(Thomas Linacre, 1460-1524)에 의하여 시작되었다. 그는 옥스포드 올 소울 대학(All Soul's College of Oxford)의 특별연구원이 되어 이탈리아에 가서 수학하였는데, 수많은 고대 그리스 의학 논문을 라틴어로 번역하였고, 또 거기서 의학사 학위를 받았다. 영국에 돌아온 그는 헨리 8세의 주치의가 되어 1518년 그의 도움을 받아 왕립 의과대학을 세웠다. 헨리 8세는 일반교육을 잘 받았을 뿐만 아니라 의학에 대해서도 상당한 지식을 가진 것으로 알려져 있다. 리나클은 당시의 모든 학자들을 잘 알고 있었다. 토머스 무어(Thomas More)는 그의 제자였고, 에라스무스(Erasus)는 그의 환자였다.

또 한 명의 초창기 내과의사로 앤드류 부르드(Andrew Boorde, 1490-1549)를 들 수 있는데, 그는 옥스포드 대학에서 교육을 받고 대륙을 여행하면서 의학 연수를 받았다.

존 카이어스(John Caius, 1510-1573)는 리나클에 이어 영국에서 가장 유명한 내과의사이다. 리나클과 마찬가지로 그도 파두아(Padua)에 가서 의학 학위를 받았다. 영국에 돌아왔을 때 헨리 왕으로부터 그가 베살리우스에게서 배운 새로운 해부학에 관하여 첫 번째 공개 강의를 해 달라는 부탁을 받았다. 그는 병원을 개업하여 경제적으로 부유했는데, 곤빌 대학(College of Gonville)과 케임브리지 내 카이우스(Caius)에 그를 기념하는 기부금을 지원함으로써 재정을 마련해 주었다. 진정한 의학자였던 카이어스는 리나클과는 달리 경험과 관찰이 인문적 학식을 쌓는 것과 같이 중요하다고 믿었다. 카이어스 역시 영어로 논문을 썼다.

그 당시 또 다른 유명한 내과의사로 윌리엄 길버트(Willam Gilbert, 1544-1603)가 있다. 그는 엘리자베스 여왕의 주치의였고 왕립 대학의 총장이었으나, 주요 관심사는 의학보다는 과학에 있었다. 그의 저서 『자석(*De Magnete*)』은 자석 현상을 처음으로 관찰한 책이다. 그는 친구인 프랜시스 드레이크 경(Sir Francis Drake)에게 어떻게 나침판 바늘이 바다에서 위도를 알아내고 또 배의 위치를 알려주는 데 쓰이는지 설명해 주었다.

영국의 엘리자베스 여왕 시대에는 교육을 잘 받고 지식이 풍부한 수많은 의사들이 있었지만, 필립 배로처럼 당시 고전 의학 지식을 포괄하고 거기에다 개업의로서 얻은 경험을 종합하여 포괄적인 의학 서적을 쓴 사람은 아무도 없었다. 배로는 인체 장기의 질병에 대해서도 잘 정돈된 책을 저술하였다. 머리와 목의 질병에 대한 책에서는 당시 사용되고 있었던 치의학과 구강 상태를 관리하는 데 대한 통찰력을 보여주었다.

이와 같이 최초로 영문 의학 서적을 쓴 배로가 주요한 의학 역사가들에게서 외면 받았다는 사실을 믿을 수가 없다. 배로의 책이 일곱 번이나 출판되었다는 사실을 볼 때, 당시에 그의 책이 널리 읽혀진 것은 틀림없는 사실이다.

# 레이우엔훅과 페르메이르, 천재들의 연관성

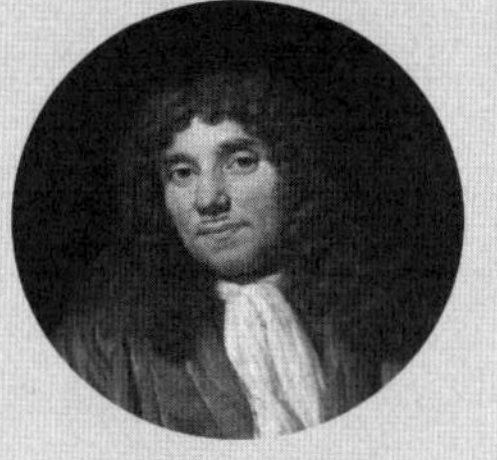

현미경 개발자이자 현미경 과학의 창시자인 안톤 판 레이우엔훅(Anton van Leeuwenhoek, 1632-1723)과 네덜란드의 저명한 화가인 얀 페르메이르(Jan Vermer, 1632-1675)는 흥미롭게도 연관성이 있다. 페르메이르의 그림들은 최근에 와서 네덜란드와 미국의 주요 미술관에서 전시되고 있다. 레이우엔훅은 치의학 분야에서는 특별히 관심을 끄는 인물로, 그는 최초로 구강 박테리아를 언급하였을 뿐만 아니라, 또한 현미경을 써서 발아층에서부터 각질층에 이르기까지 비늘로 덮인 듯 보이는 구강 내 점막의 표면을 최초로 묘사한 사람이다.

몇 년 전 미국과 네덜란드에서 열린 종합 미술전을 통하여 페르메이르는 역사상 가장 유명한 화가의 한 사람으로 새롭게 각광을 받게 되었다. 그럼에도 불구하고 그의 직업이나 개인생활 등 그를 이해할 수 있는 자료가 별로 없다. 즉 그의 사생활이나 직업, 그가 어떻게 11명의 대식구를 부양했는지에 대해서 거의 알려진 바가 없다. 그가 당시 다른 화가들과 어떤 관계를 가졌는지, 누가 그의 선생이었는지, 누가 그에게 특수한 화술을 가르쳐 주었는지 등에 대해서는 더욱더 알 수가 없다. 단지 레오나르트 브래머(Leonaert Bramer)라는 화가가 그의 결혼에 증인이 되었다는 것만 알려져 있다. 그와 친분이 있었던 사람이 그 지역의 사업가인 레이우엔훅이었다.

레이우엔훅은 역사상 가장 유명한 과학자로, 특히 치의학 역사에서는 매우 중요한 인물이다. 그가 발견한 박테리아는 치아에 누적된 구강 박테리아를 직접 관찰함으로써 그 존재를 처음으로 알게 된 것이었다. 그는 또한 층층이 쌓인 비늘같이 생긴 표피의 구조를 관찰하여 이를 이해한 사람으로서, 맨 아래층에는 발아성 층이 있고 표면에는 각질화된 층이 있다는 것을 최초로 언급하였다.

이 두 사람이 어떻게 연관성을 가졌는지 실로 경이롭다. 이 두 명의 천재가 역사에 남을 중요한 일들을 여가 시간에 했다는 것도 흥미로운 사실이다. 레이우엔훅은 취미로 정밀한 렌즈를 제작했으며, 이렇게 자기가 제작한 렌즈로 미생물 세계를 탐구하였다. 페르메이르는 일생 동안 제작한 그림은 35개에 불과하지만 그 어느 것도 팔렸다는 증거가 없으며, 어느 개인이나 단체에서 초상화를 그려 달라고 주문을 했다는 증거도 없다. 그의 주업은 상업이었다. 아버지도 화가였고 직물 상인이었므로, 페르메이르도 이러한 아버지의 직업을 이어받았을 것으로 추측할 수 있다.

페르메이르와 레이우엔훅 사이에는 놀라울 만큼 유사한 점이 많다. 두 사람은 모두 1632년 10월 네덜란드 델프트(Delft) 시에서 태어났다. 두 사람의 출생은 그해 델프트 시 교회에 있는 출생 기록부의 같은 페이지에 기입되어 있어, 두 사람은 거의 동시에 태어났다고 볼 수 있다.

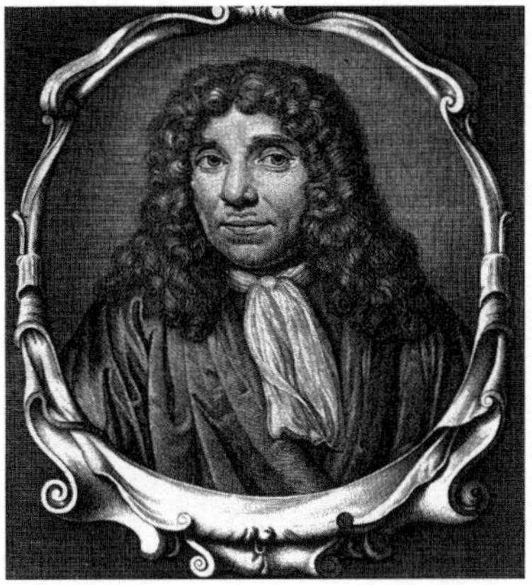

| 1695년 라틴어판에 나와 있는 레이우엔훅의 초상

페르메이르의 아버지(Reynier Janszoon Vos Vermeer)는 비단 짜는 사람이었고, 또한 미술 작품을 거래하는 상인이자 세인트 루크 상업회 회원이었다. 그의 아버지는 델프트 시 시장 거리에서 '메헬렌(Mechelen)'이라는 주점을 운영하였는데, 이곳 건물 위층에서 식구들이 함께 살았다. 페르메이르의 어머니(Dignam Balthasars)는 암스테르담 출신으로, 페르메이르는 둘째이자 막내로 태어났다. 페르메이르는 아버지가 돌아가시자 아버지의 직업을 계승하였으나, 미술가로서의 그의 특출한 재능이 점차 나타나기 시작하여 마침내는 세인트 루크 상회에서 당당한 화가로 인정받아 그 회원이 되었다. 그는 또한 미술에 관하여 전문가로 인정받아, 특정 그림의 진위 여부를 검증하고 그 그림의 가치를 평가하기도 하였다.

1653년 페르메이르는 캐서린 볼레스(Catherina Bolnes)와 결혼하였는데, 그의 장모(Maria Bolnes-Thins)는 폭력적인 남편과 이혼하였으나 경제적으로 넉넉하여 딸과 사위를 도와줄 수 있었던 것으로 보인다. 그는 이런 장모에게 잘 보이려고 가톨릭 교회로 개종하였다. 장모가 사망한 후 페르메이르 식구들은 장모의 집으로 이사했다. 그의 아내 캐서린은 꽤 아름다운 여성이었고, 따라서 그녀는 페르메이르의 그림에 아이를 임신한 모습으로 모델로 등장하기도 한다.

페르메이르가 숙련된 화가라는 기록은 있으나, 생전에 그의 작품이 매매되었다는 기록은 없다. 그가 1675년 비교적 젊은 나이인 43세로 사망한 후에 집안은 경제적으로 파산 상태였다. 아내는 페르메이르가 물려

준 그림 19점을 팔아서 어느 정도 그의 빚을 갚았다. 그러나 그림 〈화실에 있는 화가(Artist in His Studio)〉 한 점은 남겨 두었는데, 이 그림은 페르메이르 자신을 나타내고 있는 것으로 보인다. 그는 총 29점의 그림을 그렸고, 화가 반 베이브렌(van Baburen)과 테르브르겐(Terbruggen)의 그림도 가지고 있었다.

1676년에 레이우엔훅이 페르메이르의 유산 관리인으로 지명된 것을 보아, 그는 페르메이르 및 그의 식구들과 밀접한 관계를 가지고 있었을 것으로 보인다. 이들의 밀접한 관계를 나타내는 또 하나의 증거는 레이우엔훅이 페르메이르의 그림 〈천문학자(The Astronomer)〉와 〈지리학자(The Geographer)〉 등의 모델이었을 것이라는 주장이다.

레이우엔훅은 델프트 시에서 오랫동안 상인으로 활약하다 1723년 91세에 사망했다. 그는 취미로 렌즈를 연마했고, 이런 렌즈를 가지고 단일 렌즈를 사용하는 현미경을 조립하였다. 이 원시적인 현미경은 처음에는 놋쇠 판에 조그마한 렌즈를 붙여놓은 것에 불과했다. 렌즈를 눈앞에 두고 조사하려는 표본은 움직일 수 있는 지렛대를 이용하여 렌즈의 다른 면에 올려놓았다. 표본에서 직사광선이 반사되어 흑색 배경으로 인해 밝게 비춰진 표본을 볼 수 있었는데, 이러한 기술은 오늘날 '흑색 배경 반사법'이라 하여 살아 있는 세포나 박테리아를 관찰하는 데 종종 쓰이고 있다.

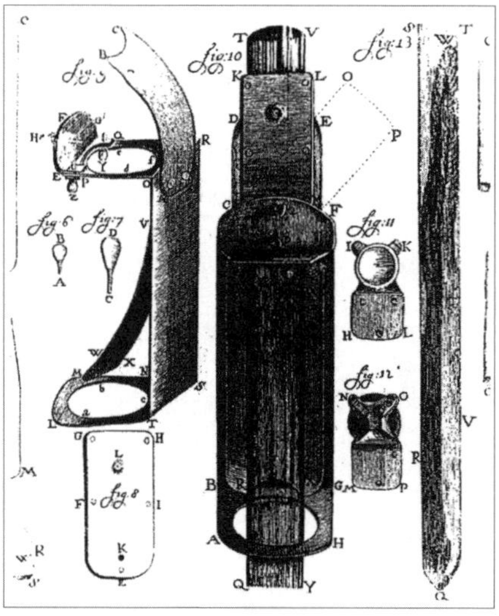

| 1695년 라틴어판에 나와 있는 레이우엔훅의 현미경 그림

레이우엔훅은 장수하며 평생 약 400

개의 현미경을 만들었다고 하는데, 그중 많은 것들이 남아 있어 이를 통해 그의 기술적인 재능을 확인할 수 있다. 약 200배 배율의 현미경을 가지고 그는 박테리아, 원생동물, 정액에 있는 정자, 혈액에 있는 적혈구, 동물과 식물 세포의 구조를 관찰할 수 있었다. 이런 면에서 레이우엔훅은 기생충학, 조직학, 현미경 병리학, 혈액학, 미생물학, 그리고 동식물 생물학의 창시자라고 볼 수 있다. 레이우엔훅은 또한 도안을 그리는 데도 특별한 능력이 있어, 현미경을 통해 관찰한 미생물과 세포들을 자세하고 정확하게 그려냈다.

레이우엔훅은 현미경과 현미경 과학을 최초로 개발한 것 이외에도, 천문학과 지질학을 포함한 방대한 분야에 대해서도 교육을 잘 받은 사람이었다. 네덜란드의 화가 요하네스 베르콜리에(Johannes Verkolje)가 1686년에 그린 초상화를 보면 레이우엔훅이 천체 지구본 옆에 앉아 있는데, 이 그림은 페르메이르가 천문학자를 그린 그림과 매우 비슷하다(그림 참조).

레이우엔훅은 독학으로 당시의 미술과 과학을 공부하였기 때문에 라틴어를 구사할 수 없어, 네덜란드어로 번역된 고전 과학 문서나 네덜란드어로 쓰여진 신간 서적만 읽을 수 있었다. 그가 고전 학습을 교육받지 못해 당시 네덜란드 동료들도 그가 놀라운 발견을 한, 진정한 학자라는 것을 인정하지 않았다. 그러나 다행히 그는 자신의 관찰 결과를 서한으로 영국 왕립학회에 보냈는데, 거기서 그의

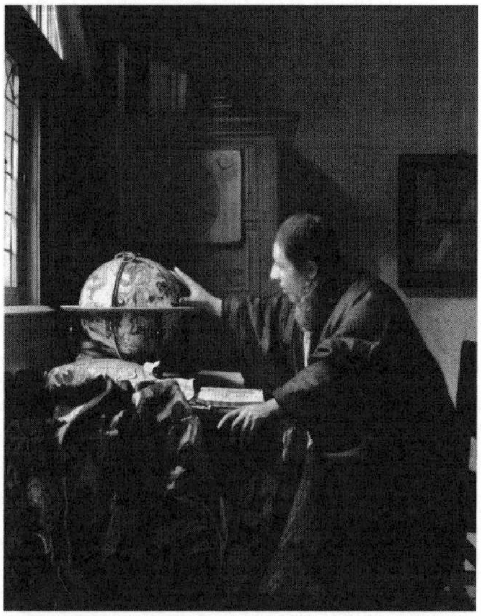
| 페르메이르의 그림 〈천문학자(The Astronomer)〉

발견이 중요하다고 인정되어 이를 즉시 영문으로 번역하여 왕립학회 학회지에 싣게 되었다. 왕립학회는 화학자 로버트 보일(Robert Boyle)에 의해 설립되었고, 당시 영국의 거물급 과학자들이 초창기 회원이었다. 왕립학회는 17세기 영국의 주요 기관으로서 괄목할 만한 과학적인 발전을 평가하고 감사하는 일을 했으며, 이러한 연구는 학회지에 반영되어 출판되었다. 레이우엔훅이 자신의 발견을 보고한 그 위대한 서한은 1677년에 출판되었는데, 이 편지는 당시 학회의 서기였던 헨리 올덴버그(Henry Oldenburg)에게 보낸 것이었다.

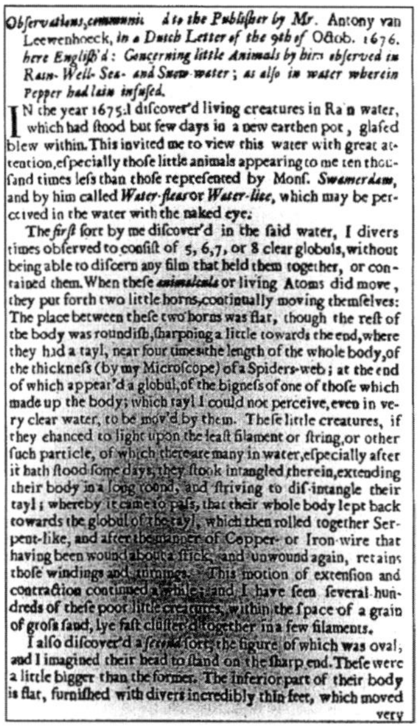
*Obſervations, communic d to the Publiſher by Mr.* Antony van Leewenhoeck, *in a Dutch Letter of the 9th of* Octob. 1676. *here Engliſh'd: Concerning little Animals by him obſerved in Rain- Well- Sea- and Snow-water; as alſo in water wherein Pepper had lain infuſed.*

IN the year 1675 I diſcover'd living creatures in Rain water, which had ſtood but few days in a new earthen pot, glaſed blew within. This invited me to view this water with great attention, eſpecially thoſe little animals appearing to me ten thouſand times leſs than thoſe repreſented by Monſ. *Swamerdam*, and by him called *Water-fleas* or *Water-lice*, which may be perceived in the water with the naked eye.

The *firſt* ſort by me diſcover'd in the ſaid water, I divers times obſerved to conſiſt of 5, 6, 7, or 8 clear globuls, without being able to diſcern any film that held them together, or contained them. When theſe *animalcula* or living Atoms did move, they put forth two little horns, continually moving themſelves: The place between theſe two horns was flat, though the reſt of the body was roundiſh, ſharpning a little towards the end, where they had a tayl, near four times the length of the whole body, of the thickneſs (by my Microſcope) of a Spiders-web; at the end of which appear'd a globul, of the bigneſs of one of thoſe which made up the body; which tayl I could not perceive, even in very clear water, to be mov'd by them. Theſe little creatures, if they chanced to light upon the leaſt filament or ſtring, or other ſuch particle, of which there are many in water, eſpecially after it hath ſtood ſome days, they ſtook intangled therein, extending their body in a long round, and ſtriving to diſ-intangle their tayl; whereby it came to paſs, that their whole body lept back towards the globul of the tayl, which then rolled together Serpent-like, and after the manner of Copper- or Iron-wire that having been wound about a ſtick, and unwound again, retains thoſe windings and turnings. This motion of extenſion and contraction continued a while; and I have ſeen ſeveral hundreds of theſe poor little creatures, within the ſpace of a grain of groſs ſand, lye faſt cluſter'd together in a few filaments.

I alſo diſcover'd a *ſecond* ſort, the figure of which was oval, and I imagined their head to ſtand on the ſharp end. Theſe were a little bigger than the former. The inferior part of their body is flat, furniſhed with divers incredibly thin feet, which moved very

| 레이우엔훅이 왕립학회에 보낸 첫 번째 서한의 원본

> 1675년에 나는 새로 만든 토기에 며칠간 담겨 있던 빗물 속에서 살아 있는 생물체를 발견하였다. …

로버트 훅(Robert Hooke, 1635-1703)은 1677년에 왕립학회의 사무총장이 되었으며, 이 직위는 1683년까지 유지되었다. 그는 총명한 과학자로서, 그가 만든 현미경을 가지고 여러 가지 주목할 만한 관찰을 한 바 있다. 그가 발견한 결과는 잘 그려진 그림과 함께 1665년에 『마이크로그라피아(*Micrographia*)』라는 책으로 출판되었다.

로버트 훅은 유능한 관찰자였으나, 상상력이 부족하여 그가 관찰한 것을 잘 해석하지 못했다. 그럼에도 불구하고 그는 레이우엔훅이 한 발견이 얼마나 중요한지 알고 있었고, 따라서 그는 왕립학회 학회지에 레

## 레이우엔훅이 출판사에 보낸 서한

### 빗물과 우물, 바닷물과 눈이 녹은 물에서와 후추를 뿌려놓은 물 속에서 발견한 작은 생물체에 관하여

(1676년 10월 9일에 네덜란드어 편지를 영어로 번역)

---

1675년 새로 만든 토기의 유리 뚜껑이 벗겨져 그 안에 며칠 동안 담겨 있던 빗물 속에서 생물체를 발견하였다. 이것을 자세히 들여다보니, 스와멀담(Swamerdam)이 언급한 물벼룩이나 기생충이라고 불리는 것은 맨눈으로도 알아볼 수 있는 반면, 이 작은 생물체는 그보다 1만 배나 작게 보였다. 내가 여러 번 발견한 첫 번째 물체는 5, 6, 7 또는 8개의 투명한 공 모양의 방울같이 생겼는데, 이들을 연결하거나 또는 그 안에 포함되어 있는 얇은 막 같은 것은 찾을 수 없었다. 이런 생물체나 살아 있는 원자가 움직일 때는 두 개의 작은 뿔 같은 것을 내밀고 이것으로 계속해서 움직였다. 이 두 개의 뿔 사이의 공간은 평평하였지만 다른 부분인 몸은 둥글게 생겼고 그 끝은 약간 뾰족하였는데, 전체 몸길이의 약 4배나 되는 꼬리를 가지고 있어 그 두께가 (나의 현미경으로) 거미줄 같았다. 그 끝은 둥글게 생겼고 크기는 이러한 물체를 만드는 하나의 구형 정도였으며, 꼬리는 깨끗한 물에서도 그 움직임을 알 수 없었다. 이 작은 생물체가 가는 실이나

> 노끈, 또는 다른 입자에 부착된다면 이런 물에 꽤 많이 있을 것이고, 특히 여러 날 방치되어 있었다면 더욱 많았을 것이다. 이들은 말려져 있는 듯이 보였고, 그 몸이 길고 둥그런 모습으로 뻗어나가 꼬리를 풀어내는 듯하였는데, 온 몸뚱이가 꼬리 구형체에 남겨져 있었다. 이들은 마치 뱀과 같이 똘똘 뭉쳐져, 구리나 쇠철사가 막대기에 감겼다가 풀어진 것같이 귀퉁이가 감겼다가 풀어진 모습이었다. 나는 이러한 형태의 운동선과 수축 작용이 한참이나 지속되었고, 이 작은 생물체가 모래알만한 크기의 한두 개의 섬사에 딱 붙어 있는 것을 수없이 관찰할 수 있었다. 이어 관상 모양의 두 번째 물체를 발견하였는데, 그 머리가 뾰쪽한 끝에 서 있기 위한 것이라 생각된다. 이들은 첫 번째 물체보다 약간 컸다. 이들의 몸에는 납작하고 가느다란 여러 개의 다리가 있었고, 이들은 매우 천천히 움직였다. ……

이우엔훅의 연구를 싣는 데 중요한 역할을 했다.

1678년 네헤미아 그루(Nehemiah Grew)에게 보낸 편지에서 레이우엔훅은 층층으로 된 피부를 묘사하였고, 그 밑에는 발아층이 있으며, 또 지방을 분비하는 피지 맥관이 각질화된 표면에 체액을 분출하고 있다고 설명하였다.

> 이전에 보낸 서한에서 나는 피부 밑에 있는 층에서부터 자라나 표면에 와서 비늘같이 된다는 의견을 제출한 바 있다. 이제 나는 왜

그 맥관들이 피부 가장 바깥 부분에서 발견되는지 그 이유를 알았다. 이 층은 공기에 의하여 건조되거나, 또는 습기가 그곳에서 유출되지 못하다가 출구를 발견하면 그 자리에 나타나게 되는데, 이러한 물질은 피부에 있는 혈관보다 훨씬 더 많은 곳에 분출된다.

이러한 관찰을 한 것을 보아, 레이우엔훅은 피부 구조를 처음으로 본 사람으로서 조직 생리학에 대하여 상당히 깊이 이해하고 있었던 것으로 보인다.

그는 1683년에 프랜시스 애스턴(Francis Aston)에게 보낸 서한에서 치은염(잇몸 앓이)과 관련 있는 여러 가지 구강 박테리아에 대해 묘사하였다. 그는 자신의 치아에 쌓인 흰색 물질 중에서 박테리아를 관찰하였다. 이렇게 누적된 박테리아를 발견한 것은 그가 상상한 이상의 일이었다. 그는 정기적으로 이쑤시개를 가지고 치아 사이에 낀 음식물을 제거하였고, 치아는 소금으로 닦아내곤 했기 때문이다.

……… (내가 현미경을 가지고 관찰할 때마다) 앞니(incisor)와 어금니(molar) 사이에 붙어 있거나 거기서 자라는 작은 흰색 물질을 발견하였는데, 이것은 밀가루 반죽같이 두꺼웠다. 이 물질을 잘 검사하였더니 (이들이 그 속에서 움직이고 있는지 확인할 수는 없었지만) 그 속에 살아 있는 생물체가 있다는 것을 알 수 있었다. 따라서 나는 여러 차례에 걸쳐 이 물질을 (그 속에 살아 있는 생물이 없는) 깨끗한 빗물이나, 내 입에서 뱉은 (기포가 침 속에서 돌아다니는 것을 방지하기 위하여) 기포를 제거한 후의 침과 섞어 보았다. 놀랍게도 상당히 많은 생물체가 이 속에서 살아 움직이고 있다는 것을 알 수 있었다.

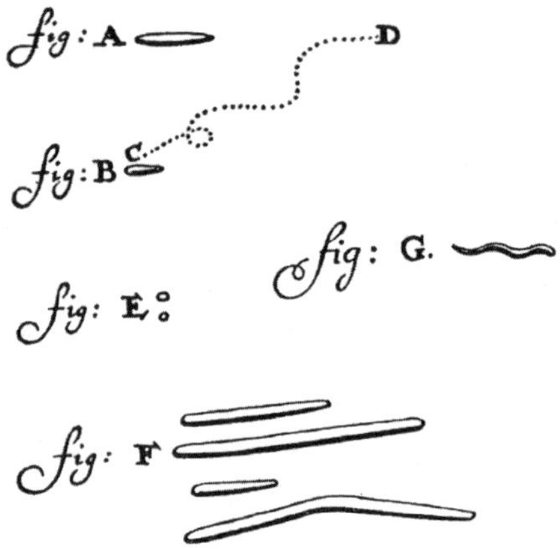


| 레이우엔훅의 구강 박테리아 그림(A~G)

왼쪽 그림을 보면 여러 종류의 박테리아가 그려져 있는데, 구강 스피로헤타(spirochetes, 그림의 G), 방추 모양(모양이 베틀의 북 모양이라 하여)의 박테리아(그림의 A), 구균(그림의 E), 방선균(actinomycetes, 그림의 F) 등이 그것이다. 박테리아 학문의 전 분야가 치아 표면에 쌓인 구강 미생물을 처음 발견함으로써 시작되었다는 것은 치의학 역사상 특별한 관심사가 되고 있다.

신기하게도 페르메이르 역시 렌즈에 대하여 대강 알고 있었다. 페르메이르가 자신의 그림 작업을 계획하면서 어두컴컴한 사진기를 종종 사용했다는 것은 오늘날 누구나 다 알고 있는 사실이다. 이 어두컴컴한 사진기는 적합한 원근법을 제공하여 화가로 하여금 그 장면을 전반적으로 관찰할 수 있게 해주었다.

평론가의 말에 의하면, 페르메이르의 천재성은 그가 화폭에서 원근법을 잘 구사할 수 있었다는 점에 있다고 한다. 때로는 그 원근법을 과장하기도 했지만, 어두컴컴한 사진기는 렌즈를 통하여 일차원적인 화폭에 풍경의 정확성을 잘 재현할 수 있도록 해주었다. 이 어두컴컴한 사진기를 가지고 그가 실제 그림을 그리는 윤곽을 얻는 데 사용하지는 않았지만, 적당한 실상과 원근법을 이용하여 목적물을 3차원적인 실제 관계를 보여주는 데 쓰였을 것으로 보인다. 그렇기 때문에 페르메이르의 화폭은 상상으로 만들어진 것이라기보다 실제 풍경과 실물의 사람을 나타냈다는 데는 의심의 여지가 없다. 영롱한 색채로 그려진 악기나 벽에 걸려 있는 그림들의 미세한 구조를 치밀하게 그렸고, 또 목적물에 비치는 광선을 잘 묘사한 것도 페르메이르의 화가로서의 탁월함을 증명해 준다. 그의 그림의 대부분은 평온한 풍경을 묘사한 것이어서, 관객들은 그림을 보면 조용함과 평화로운 감정을 갖게 된다.

레이우엔훅과 페르메이르 두 사람 모두 렌즈에 대해 관심을 가지고 있었고, 레이우엔훅이 천문학과 물리학에도 관심을 가졌다는 것은 당시 네덜란드에서 이루어진 주요한 과학적인 성취를 반영하고 있다.

크리스티안 하위헌스(Christiaan Huygens, 1629-1695)는 그 당시 가장 유명했던 과학자의 한 사람으로, 레이우엔훅과 페르메이르가 태어나기 3년 전에 헤이그에서 태어났다. 그 또한 렌즈에 대해 특별히 관심을 보여, 더 깨끗한 모양을 알아보는 새로운 방법을 써서 렌즈를 갈고 닦아 더욱 발전된 망원경을 만들었다. 레이우엔훅도 렌즈를 연마하는 데 이러한 발전을 인식하고 그의 작업에 적용하였을 것으로 보인다. 하위헌스의 관심은 미생물 세계보다는 별과 행성에 있었는데, 그는 자신이 만든 발전된 망원경을 가지고 오리온계의 성운과 토성에 있는 위성의 테를 발견하는 등 중요한 공헌을 하였다. 그는 또한 광학의 근본 법칙을 발전시켰고, 시계를 조정하는 시계추를 발견하였다. 하위헌스 역시 레이우엔훅과 함께 런던 왕립학회 회원이 되었다.

레이우엔훅과 페르메이르에 대해 설명하면서 그들이 살고 일했던 역사적인 환경을 언급하지 않을 수 없다. 1632년의 델프트 시는 암스테르담이나 다른 네덜란드 도시들과 비슷하게 평화롭고 번영하고 있었다. 그러나 당시 유럽은 오늘날 많은 학자들이 현대문명의 가장 잔인하고 야만적인 전쟁의 하나라 칭하고 있는 잔인한 30년 전쟁 중이었다. 암살, 강간, 고문, 기아, 그리고 질병에 대하여 언어로 잘 묘사되었을 뿐만이 아니라, 자크 칼로(Jacques Callot)나 당대의 다른 화가들에 의하여 그 장면이 화면에 그려지기도 했다. 네덜란드는 당시 종교적인 자유가 허락된 가장 모범적인 나라였다. 이단이라고 의심이 되어도 지독한 고문으로 이어지는 것이 아니었고, 유태인에게까지도 그들의 종교 회당을 유지할 수 있도록 허용해 주었다.

1672년 프랑스의 루이 14세가 네덜란드를 공격하였다. 프랑스는 네덜란드의 많은 지역을 침범해 점령하고 있었는데, 그들의 잔혹한 행위는 로맹 드 후게(Romain de Hooghe)와 같은 화가에 의하여 잘 표현되고 있다. 오라녀(Oranje)의 윌리엄 3세는 자기 나라를 구하고 네이메헌 조약(treaty of Nijmegen)을 강행하였는데, 이 조약에서 프랑스는 아무것도 얻지 못한 반면, 네덜란드는 이 조약에서 살아 남아 당시 해상력을 가진 모든 나라와 함께 경쟁하는 자유국가가 되었다.

페르메이르는 네덜란드가 프랑스에 대항하여 승리하기 전 1675년에 사망하였으나, 레이우엔훅은 여러 해를 더 살아 명성을 얻고 번성된 나라의 혜택을 누릴 수 있었다. 그의 명성이 전 유럽에 전파되어 네덜란드는 그의 업적을 담아 인상적이고 영웅적인 표지로 구성된 작품을 발행하게 되었는데, 이 책의 라틴어판 제목은 『자연의 비밀(*Arcana Naturae*)』로 라틴어를 모르는 그는 이것을 읽을 수 없었다.

이는 페르메이르의 생애와는 상당히 대조적이었는데, 그는 생존 시에는 화가로서 별로 인정받지 못해 대부분의 미술가들로부터도 도외시되었다가, 19세기 후반에 와서 프랑스의 인상파가 칭송받게 될 때 비로소 그의 진가를 인정받게 되었다. 반 고흐(Van Gogh)는 네덜란드 미술관에 전시되어 있는 페르메이르의 작품을 보고 그의 업적을 칭찬한 최초의 화가였다.

그러나 페르메이르의 작품은 당시에 형편없이 싼 가격으로 구입할 수 있었으며, 미술품 거래 상인들은 그의 작품 가격을 높이기 위해 다른 화가의 작품이라고 속여 팔기도 했다.

이와 같이 천재성이 돋보이는 두 사람의 이야기에서 우리가 결론지을 수 있는 것은, 그들의 주요 업적이 결국 모든 사람들로부터 인정을 받게 되었다는 것이다. 91세까지 산 레이우엔훅은 그의 생전에도 명성을 즐길 수 있었던 반면, 요절한 페르메이르는 그의 짧은 인생에서는 인정을 받지 못하고 약 200년의 세월이 지난 후에야 그 명성이 널리 알려지게 되었다.

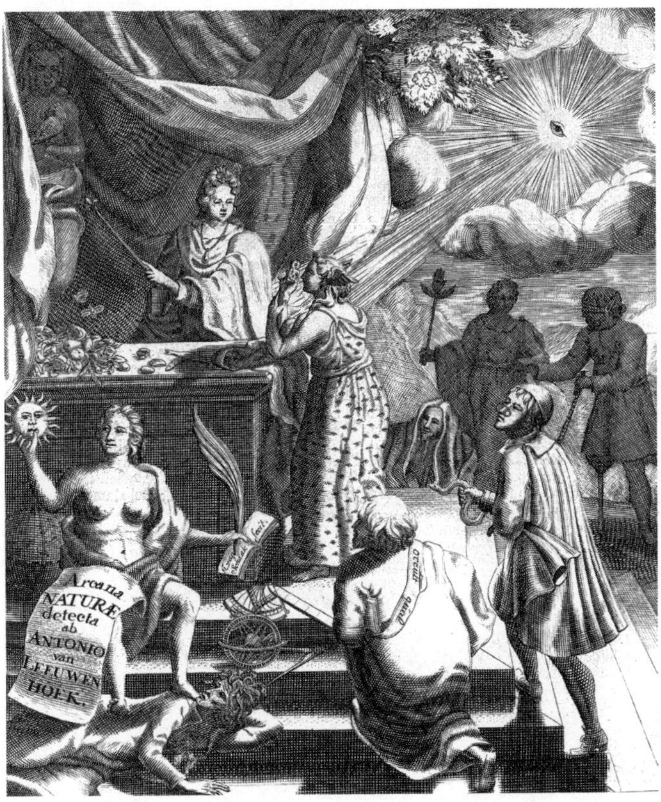


| 레이우엔훅의 책 『자연의 비밀(*Arcana Naturae*)』 라틴어판 표지 그림

# 화학자 로버트 보일과
# 구강 건강에 대한 그의 관심

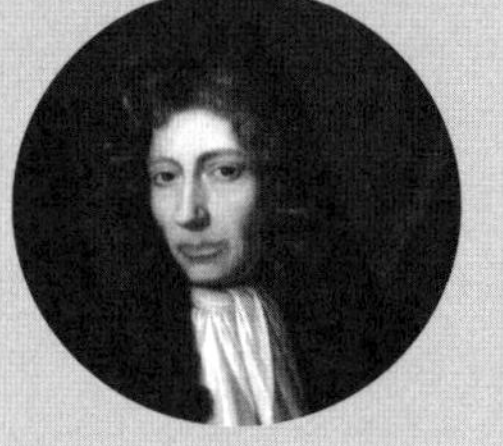

로버트 보일(Robert Boyle, 1627-1691)은 17세기를 통틀어 가장 위대한 과학자이자 현대화학의 시조였다. 그는 과학적 실험으로 증명될 수 있는 이론과 정확한 측정으로 확인될 수 있는 자료만 수용해야 한다는 혁명적인 주장을 하였다. 로버트 보일은 역사상 가장 유명한 학자였는데, 20대 초반에 자연철학을 발견한 후 점성술, 생물학, 의학 등에도 관심을 갖게 되었다.

그는 당시 가장 위대한 학자들과 교제했을 뿐 아니라 왕립학회를 세우는 데도 공헌하였는데, 이 협회를 통해 많은 사람들이 지식을 나누고 또 새로운 발견에 대해 출판하게 되었다. 보일은 당시 모든 '르네상스인'(모든 분야에 전문성을 가진 사람을 뜻함) 학자와 과학자들의 일원이었으며, 이들은 각각 다양한 분야에서 지대한 공헌을 하였다.

보일 자신이 이룬 발견과 기술적인 혁신도 주목할 만한데, 이는 특히 과거의 과학 전통에서 벗어나 새로운 방향으로 전향하게 되는 분기

점이 되었다. 그는 공기의 성질을 연구하여 주어진 기체의 부피는 그에 가해진 압력에 역비례한다는 법칙을 발견했다(즉 보일의 법칙). 오늘날 우리는 이에 대한 방정식 $PV=RT$를 물리 화학의 기본 법칙으로 인정하고 있다.

보일은 또한 입자와 그 운동에 대한 이론을 연구했는데, 이는 분명 시대에 앞선 개념이었다. 그는 또한 생리학적·생물학적·의학적 문제도 연구하여 질병에 대한 약제를 발전시키고 또 평가하려고 했다. 그가 당시 유능한 인재들, 특히 유명한 철학자 존 로크(John Locke)와 같이 공식적으로 의학 교육을 받지 않았으므로 그의 의학 저서에서는 다른 뛰어난 의학 인재들의 것에서 볼 수 있는 혁신적인 발견은 찾아볼 수 없다. 그러나 혈액과 소변 같은 의학 과제에 대해 화학적인 연구를 한 그의 저서는 당시 유명한 의사들에게도 깊은 인상을 주었는데, 이들은 건강과 질병을 해석하고 이해하는 데는 물리와 화학에 의존해야 한다는 것을 이해하는 사람들이었다.

보일 역시 노년에는 당시 유명했던 아이작 뉴턴(Isaac Newton)과 같이 철학과 종교에 대해 광대하게 저술했다. 그러나 그의 명성은 철학과 종교보다는 화학과 물리에 대한 주요 발견에 있다. 보일이 발행한 책은 최근에 출간되어 인기를 얻고 있는 『회의적인 화학자(*The Sceptical Chymist*)』를 포함하여 총 14권이 있다. 또한 보일의 서한도 최근 판으로 6권이 전해진다.

## 보일의 가족사

보일의 가족 이야기는 관심을 가질 만한 가치가 있는데, 어떻게 해서 그가 이처럼 방대한 지식을 갖게 되었고, 또 그가 다양한 관심사를 추구하고 이를 충당할 수 있었는지 설명하고 있기 때문이다.

보일은 1627년 1월 25일 아일랜드 먼스터(Munster) 주 리스모어(Lismore) 성에 살고 있는 부유한 기독교 가정에서 14번째 막내로 태어났다. 그의 아버지 코크 백작은 대영제국 전체에서 가장 부유한 사람 중 하나였다. 따라서 어린 보일은 부유한 환경에서 모든 교육적 혜택을 받으며 자랐다. 어린아이일 때부터 그는 가정교사와 함께 지방에 내려가 공부하여 8세 때 이미 라틴어와 프랑스어를 할 수 있었다. 이후 그는 형과 함께 3년 동안 이튼 대학에서 공부한 다음, 제네바와 플로렌스(피렌체)로 여행을 갔다.

1642년 갈릴레오가 사망했을 당시 보일은 플로렌스에 있었다. 그는 갈릴레오의 업적을 공부하기 위해 이탈리아어를 배웠고, 갈릴레오와 코페르니쿠스 두 사람의 저술에서 깊은 인상을 받았다. 그는 또한 갈릴레오를 잘못 대우한 가톨릭 교회에 대하여 강한 증오심을 갖게 되었다.

보일의 아버지도 영국 정부에서 여러 가지 주요한 훈장을 받았는데, 이 중에는 국가재정위원회(lord high treasurer) 임명도 포함되어 있었다. 그러나 그는 1645년 보일이 영국에 돌아오기 전 사망하여 아들에게 거대한 자산과 도싯셔(Dorsetshire, 도싯(Dorset)의 이전 이름)에 있는 스톨브리지(Stalbridge) 저택을 남겨 주었다. 영국에서 있었던 시민 분란 때문에 여행하는 데 불편을 겪었던 보일은 결국 이 저택에 정착하게 된다.

당시 영국은 찰스 1세의 세력과 의회 사이에 시민전쟁이 있었고, 결국은 올리버 크롬웰의 지도 아래 국회의 승리로 끝이 났다. 재판 후에 왕은 극형에 처해졌고, 크롬웰의 지도 아래 영국 연방으로 대치되었다.

저택으로 돌아온 후 보일은 나머지 일생을 과학 연구에 전념하겠다고 결심했는데, 그에게는 이를 실행할 수 있는 경제력이 있었다. 그는 런던과 옥스퍼드에서 몇몇 뛰어난 학자들과 만나 소위 '눈에 보이지 않는 대학(Invisible College)'을 결국 왕립학회로 발전시켰다.

보일은 저택 안에 실험실을 갖추고 나중에는 옥스퍼드에도 실험실을 만들어, 뛰어난 젊은 청년 로버트 훅(Robert Hooke)을 조수로 고용했다. 훅은 부유한 집안 출신이 아니어서 그의 지식과 기술을 발전시킬 수 있는 기회를 반겼다. 숙련된 공학자인 훅은 보일이 유명한 실험을 하는데 필요한 모든 주요 기구를 만들어 주었다. 훅은 진공 펌프를 만들어 진공이 무엇인지 실험하여 보여주었고, 또 이의 특유한 성질로 작은 동물을 죽이고 연소작용을 방지한다는 것을 실제로 보여 주었다. 결국 훅 역시 칭찬받는 과학자가 되어 그가 만든 현미경을 사용해 살아 있는 세포를 처음으로 연구하였다.

도싯셔에서 여러 해를 보낸 후, 보일은 숙소를 옥스퍼드로 옮겨 그곳에 살고 있는 많은 지성인들과 가까워지면서 소위 '눈에 보이지 않는 대학'을 세워 그 일원이 되었다. 옥스퍼드의 집은 그의 누나 캐서린(라넬 부인)이 골라준 곳으로, 나이가 13세나 많았던 그의 누나는 결혼하지 않고 혼자 사는 보일을 돌봐 주는 데 많은 관심을 기울였다. 1668년에 그는 옥스퍼드를 떠나 런던에 살고 있는 그의 누나와 같이 살았다. 그의 이웃 중 한 사람은 유명한 의사 토머스 시드넘(Thomas Sydenham, 1624-1689)이었다.

보일은 건강을 잃을 때까지 계속 저술했으며, 1691년 사망했다. 그는 유언장을 통하여 '보일의 강의(Boyle lectures)'라는 일련의 강의를 위한 기본 자금을 기부했다.

## 보일의 압축 공기와 화학적 업적

보일의 명성은 화학 분야에서 성취한 것에 그 기반을 두고 있다. 그는 자연 현상을 과학적으로 검사하는 것을 장려했을 뿐 아니라, 1659년 '압축 공기 기관' 또는 '진공 펌프'를 만들어 많은 새로운 원리를 발전시켰다.

보일은 공기의 성질을 연구했는데, 그는 공기는 압축될 수 있으며, 공기의 부피와 그에 가해진 압력의 정도에는 직접적인 관계가 있다는 것을 알아냄으로써, 결국 기체에 관하여 $PV=RT$라는 방정식을 유도해 내는 데 성공했다. 그는 또한 소리가 전파되는 데는 공기가 중요하다는 것도 알아냈다. 그는 물을 얼리면서 팽창하는 성질이 있다는 것을 알았고, 특수 비중과 결정체의 굴절하는 힘, 전기, 그리고 색채와 유체역학, 화학과 물리에 관한 수많은 과제들도 연구했다.

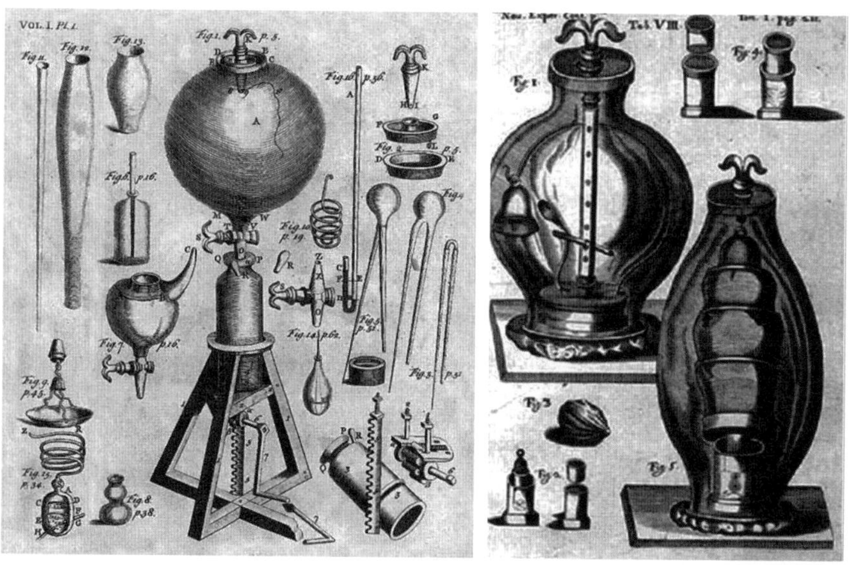

| 보일이 연구한 공기의 성질(진공 펌프 실험)

보일은 진공 펌프를 사용하며 연소화학을 공부했다. 그는 더 이상 분해될 수 없는 모든 물질의 구성 요소에 대한 개념을 발전시켰고, 이 요소들은 결국은 다양한 종류와 크기의 입자로 구성되어 있다고 가정했다. 그는 화합물과 혼합물의 차이점을 이해했고, 또 그 성분을 찾아낼 수 있는 방법도 발견했다. 이것이 바로 응용화학의 시작이었다.

## 보일의 의학과 생리학적 업적

보일은 신체가 건강할 때와 질병이 있을 때를 구분하고, 이에 대해 적합한 물리 화학적 방법을 사용하여 그 기초를 닦아 의학에 지대한 공헌을 하였다. 그가 이룬 중요한 의학과 생리학 업적 중 하나는 호흡과 공기의 중요성(산소는 아직 발견되지 않았음)을 연구한 것이었다.

보일은 혈액과 소변에 대하여 방대하고 자세하게 연구했다. 그는 동물과 생선을 직접 해부하고, 하비(Harvey)가 보여주었던 바와 같이 혈액이 순환한다는 개념을 확인했다. 그는 생물을 해부한 견본을 알코올로 보존할 수 있다는 것을 알아냈다. 그의 견본 여러 개가 현재 런던 왕립학회 박물관에 보존되어 있다.

그는 질병에 대하여 여러 가지 혼합물을 쓰기보다는 간단한 약제를 사용해야 한다고 믿고 있었다. 그 이유는 혼합물은 성분 중 어느 것이 유효했는지 또는 해로웠는지 구별할 수 없기 때문이다. 그는 또한 구강 질병에 대하여 많은 약제들을 처방했다.

그 당시 가장 유명한 내과의사는 토머스 시드넘(Thomas Sydenham)이었는데, 그는 병을 치료하는 데 있어 진정한 의미의 개혁을 가져왔다. 그는 약초꾼이나 점성술의 엉터리 치료제를 믿기보다는, 환자 침대 곁에서 얻은 경험을 토대로 해야 한다고 주장했다.

시드넘이 1666년 『열을 내리는 방법(*A Method of Curing Fevers*)』이라는 책을 발행했다는 것도 흥미롭다. 이 책은 로버트 보일에게 헌정했고, 존 로크가 라틴어로 시를 지어 서문을 썼다. 그 당시 유명한 의사로는 리처드 와이즈만(Richard Wiseman, 1622-1676), 리처드 로워(Richard Lower, 1631-1691), 존 메이오(John Mayow, 1643-1679), 토머스 윌리스(Thomas Willis, 1621-1675), 프랜시스 글리슨(Francis Glisson, 1597-1677), 너새니얼 하이모어(Nathaniel Highmore, 1613-1685) 등이 있다.

## 보일의 종교와 철학

보일은 일찍이 경솔하고 명색뿐인 기독교인이 아닌 독실한 기독교인이 되기로 결심하여, 그의 생애 후기에는 종교와 신학에 대한 많은 저술이 이루어졌다. 그는 신앙 고백이 중요하다는 것을 강조했다. 보일에게 있어서 신은 물체를 만들고 움직이게 하며, 그런 후에는 법칙을 만드는 존재였다. 그런 다음 신은 '씨앗'을 포함하여 특정한 구조나 모양을 만들었고, 또 몇 가지 기본 원리나 자연의 법칙을 더하여 이러한 구조를 지배하게 했다.

보일은 이성적인 영혼은 우리 신체의 법칙을 지배하는 신의 모습과 같고, 우리는 영혼을 통해 신을 알 수 있다고 믿었다. 보일의 관점은 "신은 우주의 창조자로 운동의 법칙을 자유자재로 확립시켰고, 신의 보편적인 법칙은 모든 특정한 물질적 요소를 보존하고 유용하게 하는 데 필요하다."는 것이었다. 사실상 보일은 신을 믿는 데 아무 문제가 없었으며, 신이 지배하는 우주의 법칙을 이해하려고 했다.

## 구강 질병에 대한 보일의 약제

보일은 여러 가지 질병에 대하여 수백 개의 처방을 썼다. 여러 처방 중에서도 잇몸 질환, 치통 그리고 목 염증(인후염)에 관한 것이 많다. 그는 또한 치아를 깨끗이 하는 데 사용하는 여러 가지 분말약을 소개했다.

## 『의학 실험』 제11, 12장 중에서

### 》치통에 거의 유일한 약제

붉은 포도주 1쿼트(quart)에 1드램(dram)의 명반과 1드램의 도토리, 1드램 반의 담즙과 반 줌의 마른 장미잎을 섞는다. 이것을 약 절반이 될 때까지 끓인 다음, 불에서 꺼내 걸러내고 잘게 자른 아카시아 1드

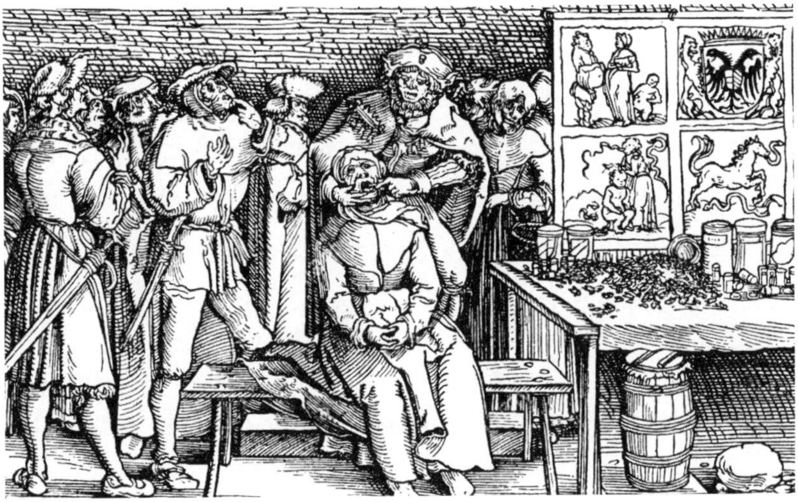

램을 녹인다. 좀 뜨거울 때 이것으로 하루에 여러 번 아픈 부분을 닦아낸다. 이 방법은 느슨해진 치아를 견고하게 하는 데도 아주 효과적이다.

### 》치통에 유용한 약제

환자를 상처 난 부분의 반대편 귀 쪽으로 눕게 한 후, 새로 추출한 루타(ruta or ruea, 유럽산 약초) 액을 약간 따뜻하게 하여 귀에 두세 방울 떨어뜨리고 고운 양털이나 솜으로 그 귀를 막는다.

### 》치통에 매우 효과적인 외상 약제

8월에 달이 질 때 들장미라고 불리는 과일을 그 위에 자라는 솜털과 같이 따서 얇은 비단 조각으로 싸서 손목에 매고 필요한 만큼 오랫동안 놓아둔다.

### 》치통에 관하여

한 줌의 붉은 세이지와 한 줌의 샐비어를 준비하여 잘게 자르고 두드려서 오월 초하루의 아침 이슬을 맞게 한다. 그 액을 걸러서 유리병에 넣고 햇빛이 잘 드는 창가에 놓는다. 이것을 사용할 때는 수저에 세 방울을 담아 촛불에 데워서 체온과 같이 따뜻하게 하여 귀에 넣는다. 환자로 하여금 빵 껍질을 국물이나 설탕이 든 따뜻한 우유에 적셔서 먹게 하고 아픈 치아로 깨물게 한다.

### 》치아에 구멍이 나는 것을 방지하고 통증을 가볍게 할 수 있는 복합제

설탕 2에 검은 후추 1의 비율로 섞어서 고운 가루로 만든다. 이것을 은수저에 담아 잘 달궈진 석탄 두세 개 위에 올려놓고 설탕이 녹기 시작할 때 수저를 꺼낸다. 혼합물이 아직 부드러울 때, 상처 난 곳에 잘 맞게 그것을 작은 곡식알처럼 만들어 사용한다.

### 》느슨해진 치아를 고정시키려면

유향 수지를 손수건 끝으로 문질러 고운 가루로 만들어 하루에 두세 번씩 치아에 문지른다. 그리고 유향 수지를 자주 씹는다. 또한 석류꽃을 박하 또는 유향 수지와 함께 붉은 포도주를 넣고 끓여 그것으로 입을 세척하거나 목구멍을 헹군다.

### 》찰스 1세가 치아에 착용하게 처방한 약제

1파인트(pint)의 샘물을 4온스의 브랜디에 넣고 환자로 하여금 그 혼합물로 매일 마침 입을 닦게 한다. 하루에 두 번 혹은 세 번 닦는다. 또한 아침에 암석 명반 약간을 입에 넣어 잠깐 동안 머금게 한다.

### 》괴혈병 잇몸으로 느슨해진 치아를 고정시키는 효과적인 약제

2드램의 혼합된 진흙과 1드램의 몰약, 거친 암석 명반 반 드램, 1파인트의 붉은 포도주를 준비한다. 이들을 섞어서 끓인 다음, 걸러낸 액을 하루 두세 번 또는 더 자주 마신다.

### 》괴혈병으로 느슨해진 치아를 고정시키려면

상처 난 부분을 완숙한 달걀 흰자를 녹인 몰약 기름으로 적신다.

### 》치아를 고정시키기 위한 로션(연고)

1쿼트의 샘물을 끓여서 1온스의 카테쿠(Catechu=Terra Japonica) 가루를 넣고 그 혼합물을 여과하여 마개로 봉한다.

### 》느슨해진 치아를 고정시키기 위해 쓰는 수렴성 용액

1파인트의 붉은 포도주에 반 온스의 카테쿠를 넣고 녹을 때까지 우려낸 다음, 찌꺼기를 따르고 입구를 봉한다.

### 》치아가 느슨해질 때나 치통이 있을 때 효과적인 약제

1파인트의 샘물에 반 온스의 깨끗한 염화암모늄을 넣어 환자가 이 용액을 치약처럼 쓰게 한다.

### 》깨끗한 치약

충분한 양의 유향 수지와 기린혈(dragons-blood, 용혈 수지)을 함께 섞어 분말로 만든 다음, 환자가 치약으로 사용하게 한다.

### 》효과적인 깨끗한 치약

붉은 산호의 고운 가루로 하루에 두세 번씩 치아를 문지른 후, 프루넬 염(Sal Prunelle)을 녹인 물로 세척한다.

### 》치통을 방지하고 치아를 건강하게 유지하려면

담배를 피운 후 담뱃대에 남아 있는 재로 환자의 치아를 문지른 다음, 차갑지 않은 깨끗한 물로 입을 세척한다.

### 》극심한 치통을 가라앉히려면

0.3드램의 중국 치마분으로 만든 작은 환약에 곡물알 크기 반 개 정도의 아편을 넣어 두세 개의 알약으로 만들어 환자가 취침할 때 사용한다.

### 》치통을 위하여

동맥 움직임을 확실하게 느낄 수 있는 쪽의 귀 밑과 이마 사이에 병아리콩(chick-pea)을 석고로 만들어 바른다.

### 》점막 분비액이 나오는 치아의 통증에 좋은 약제

하얀 미나리아재비 가루를 깨끗한 아마 헝겊 조각에 넣고 큰 완두콩 크기로 만든다. 환자의 머리와 얼굴을 조금 옆으로 기울이게 한 후 이것을 치아 사이에 물고 점막 분비액이 입에서 자유롭게 흘러내리게 한다.

### 》뼈저리게 경험한 쓰라린 목에 대한 이야기

신선한 달걀 두 개를 잘 익혀 구운 사과 두 개에서 나온 즙과 잘 두드려 섞은 후, 음료수로 만든 동량의 응유(curd, 우유를 응고시켜 만듦)를 넣어 잘 섞는다. 이것을 상처 부위에 따뜻하게 하여 붙이되, 5~6시간에 한 번씩 바꿔준다.

### 》쓰라린 목에 쓰는 공인된 치료법

1온스의 신 포도주와 반 온스의 꿀, 정제하지 않은 명반 1.5드램, 반 드램의 바다 기름을 준비하여, 이들을 고운 가루로 만들고 액체와 잘 혼합하여 도포약으로 만든다. 여기에 기다란 깃털을 적셔서 상처 부분에 붙이고, 그 사이사이 바나나와 붉은 장미수로 목구멍을 씻어낸다.

### 》 쓰라린 목구멍에 쓰여진 처방

가루로 만든 마른 천일염을 헝겊 조각에 충분히 넣고 환자의 목에 매달아 붙어 있게 한다. 환자가 참아낼 수 있을 정도로 덥게 하여 밤새 붙여 놓는다.

### 》 염증이 심한 쓰라린 목구멍에 대하여

당아욱 잎 한 줌과 8~10개의 무화과를 준비하여 신선한 우유 1파인트에 넣어 25분간 끓인다. 이것을 뜨거운 상태에서 환자가 자주 마시게 한다.

### 》 구멍 난 치아의 통증을 위하여

왁스 기름을 솜에 적셔서 통증이 가라앉을 때까지 치아에 넣어준다.

### 》 잇몸이 이완되는 것을 고치고 치아를 견고하게 하기 위하여

1파인트의 붉은 포도주에 1드램의 몰약과 2드램의 카테큐를 용해시킬 수 있을 만큼 넣은 다음, 맑은 용액을 따라내서 이것으로 가끔 입가심한다.

### 》 잇몸을 튼튼하게 하고 치아를 희게 하기 위하여

카테쿠를 1파인트의 포도주나 붉은 포도주에 용해될 수 있을 만큼 많이 녹인 후, 용액을 조심스럽게 따라내서 특히 잠자리에 들 때 입을 닦아낸다.

**》잇몸을 부풀게 하고 치통을 일으키는 점액을 제거하려면**

따끈히 데운 프랑스산 포도주 1파인트에 질 좋은 겨자 한 수저를 녹여 가끔씩 입을 닦되, 오랫동안 입안에 물고 있게 한다.

**》괴혈병 잇몸과 치아를 고정시키는 데 사용하는 약제**

1파인트의 붉은 포도주와 반 온스의 암석 명반을 섞어서 용해시킨 후, 6온스의 일반 브랜디로 만든 강력한 알코올 제제에 카테쿠를 섞는다.

**》괴혈병 잇몸과 치아를 고정시키는 데 사용하는 공인된 약제**

1파인트의 하얀 포도주에 반 온스의 명반, 각각 1온스의 주니퍼 열매와 붉은 세이지를 준비하여 $\frac{1}{4}$이 될 때까지 끓인다. 그리고 남은 것에 4온스의 꿀을 넣고 거품이 날 때까지 다시 끓인다. 이것을 여과한 후 1드램의 발삼을 추가한다.

---

## 런던 왕립학회

로버트 보일은 왕립학회 설립자의 한 사람이었으나, 후에는 회장이 되는 것을 거절했다. 자신의 종교적 견해로 인해 그들에게 필요한 맹세를 할 수 없었기 때문이었다.

왕립학회에는 당시 유명한 과학자들이 다 모여들었는데, 이들은 현미경 학자이자 천문학자, 건축가 그리고 도시계획자인 로버트 훅(Robert Hooke), 명성 높은 수학자이자 물리학자 그리고 천문학자인 아이작 뉴턴(Isaac Newton), 철학자이자 의사인 존 로크(John Locke), 명성 높은 건축가이자 의학 연구가인 크리스토퍼 렌(Christopher Wren), 신경해부학자이자 의사인 토머스 윌리스(Thomas Willis), 식물학자이자 동물학자 그리고 의사인 느헤미아 그루(Nehemiah Grew), 천문학자 에드먼드 헤일리(Edmund Halley) 등이다.

왕립학회의 첫 번째 서기는 헨리 올렌버그(Henry Oldenburg)였는데, 그는 이 학회의 출판물, 즉 철학적 논문집을 책임지고 있었다. 로버트 보일을 비롯하여 이 학회의 연구원들은 논문을 발표했으며, 구강 박테리아에 관한 레이우엔훅(Van Leeuwenhoek)의 첫 번째 글도 여기에 실렸다. 이 학회에는 또한 여러 명의 외국 과학자, 즉 네덜란드의 크리스티안 하위헌스(Christiaan Huygens), 이탈리아의 마르첼로 말피기(Marcello Malpighi) 등도 포함되어 있었다.

왕립학회는 영국 왕조가 회복된 후 찰스 2세로부터 공식적으로 승인을 받았다. 존 에블린(John Evelyn)은 'Nullius in Verba'(어떤 사람의 말도 그대로 받아들이지 말라)라는 적합한 표어를 만들어 이 학회의 상징으로 사용했다. 왕립협회에 가입되는 것은 오늘날에도 대단한 명예로 여겨지고 있다.

# 구강병리학자로서의 존 헌터

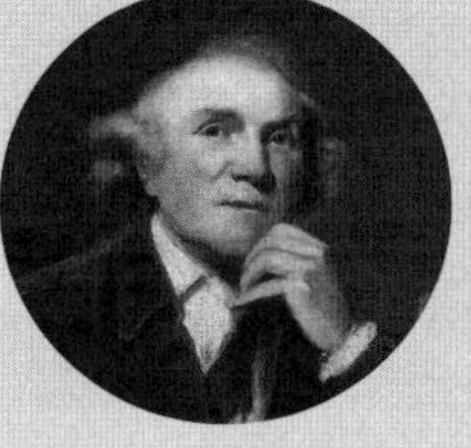

**존 헌터(John Hunter, 1728-1793)는 18세기의 가장 유명한 외과의사이자 역사상 가장 유명한 비교해부학자이다. 그의 유산은 왕립 외과의사대학 헌터 박물관에 있는 1,300개 이상의 견본과 해부물들이다. 그는 또한 치아와 잇몸 조직 질환에 대하여 쓴 2권의 책을 포함하여 여러 방면에 대하여 풍부한 저술을 남겼다.**

존 헌터는 18세기의 가장 유명한 외과의사로, 그는 수많은 유명한 외과의사들과 공부했고, 또 명성 높은 외과의사인 에드워드 제너(Edward Jenner), 에버라드 홈(Everard Home), 윌리엄 애버네티(William Abernethy), 애스틀리 쿠퍼(Astley Cooper), 앤서니 칼라일(Anthony Carlisle), 제임스 파킨슨 (James Parkinson), 필립 싱 피직(Philip Syng Physick) 등을 가르친 선생이기도 했다.

그는 1728년 글래스고(Glasgow) 근처의 롱 칼더우드(Long Calder-

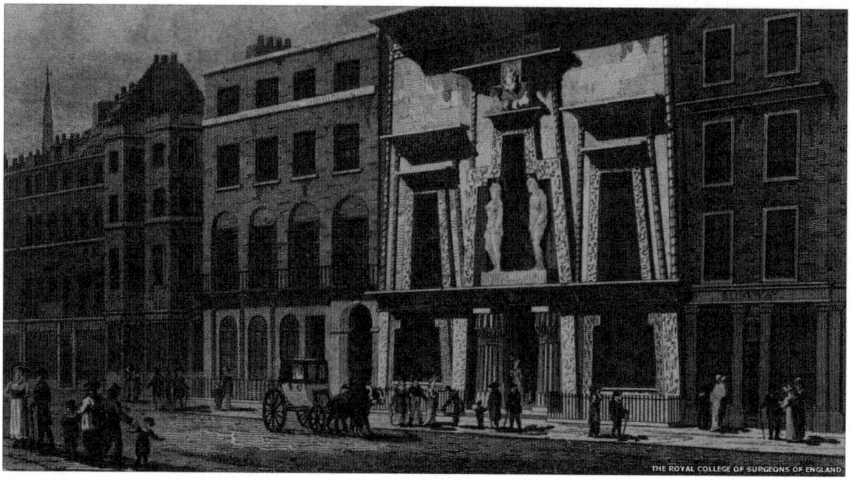


| 왕립 외과의사대학 헌터 박물관

wood)에 있는 작은 저택에서 10명의 아이들 중 막내로 태어났다. 두 형인 제임스와 윌리엄이 외과의사가 되자 헌터도 그 직업을 따르기로 결심하였다. 그는 우선 런던에 있는 형 윌리엄을 찾아가 해부를 돕기 시작했다. 얼마 지나지 않아 그는 충분히 연수를 받아 형의 해부학 강의를 도와줄 수 있었다. 그리고 나서 첼시 병원의 저명한 의사 윌리엄 체셀든(William Cheselden)의 조수가 되었다. 이후 헌터는 세인트 바살러뮤 병원의 의사 퍼시벌 포트(Percivall Pott) 아래에 외과 수련생으로 들어갔는데, 그는 현대의술을 발전시킨 것으로 널리 평가받는 인물이었다. 또한 헌터는 처음에는 세인트 조지 병원에 외과 수련생으로 들어갔으나, 2년 후에는 병원에 상주하는 외과의사가 되었고, 이후 수술에 대한 연구를 통하여 저명한 해부학자가 되었다.

1761년 결핵에 걸렸을 때, 그는 해외여행을 희망하며 육군 외과의사로 입대해 전쟁 중 7년이나 복무했다. 그는 프랑스 해안에 있는 벨 섬

(Belle-Isle)을 함락했을 때, 그리고 스페인과 포르투갈 간 전쟁 중에 총탄에 맞은 군인들의 상처를 치료했다.

이후 헌터는 런던에 돌아와 개업했으나, 그곳에서는 이미 많은 유명한 내과의사와 외과의사들이 자리 잡고 있어 쉽게 성공하지 못했다. 그는 처음에는 외과의사로서 치과의사 제임스 스펜스(James Spence)와 5년간 동업했다. 이 시기에 헌터는 구강 및 그 질병에 대해 많은 것을 배웠고, 이 지식은 치아와 그 질환에 대해 쓴 2권의 책에 많은 도움이 되었다. 이 기간 동안 그는 해부와 해부 수술에 대하여 강의하였고, 동물에 대해서도 연구했다. 그는 런던 교외에 집을 지어 그곳에서 수많은 동물을 직접 길렀다.

1767년 그는 왕립학회 회원으로 선출되는 영예를 가졌다. 1768년에는 세인트 조지 병원 외과의사가 되었고, 성병에 관하여 유명한 논문을 발표했다. 점차 더 유명해지자 그는 넓은 저택을 지어 집안 강의실에서 강의를 했고, 집안 박물관에는 수많은 연구 견본들을 진열했다.

그의 저서는 아주 방대하여 『지질학에 관한 관찰과 숙고(*Observations and Refections on Geology*)』, 『동물에 대한 관찰과 이법(*Observations on the Animal Oeconomy*)』, 『혈액 염증, 총에 맞은 상처의 염증(*Treatise on the Blood, Inflammation and Gun-shot Wounds*)』, 그 외 수필집 등 다방면의 주제를 포함하고 있었다.

헌터는 또한 성격이 매우 관대하여 친구들과 학생들이 경력을 쌓는데 많은 도움을 주었다. 그는 제자이자 동료인 에드워드 제너와 많은 서한을 교류했고, 그가 왕립학회 연구원이 되도록 도와주었다. 제너의 생전에는 뻐꾸기에 대한 연구가 그가 백신을 발견한 것보다 더 중요하다고 생각했다. 당시에 특히 유명했던 데이비드 흄(David Hume)과 벤저민

프랭클린(Benjamin Franklin) 등은 헌터의 환자였다.

1771년에 그는 제자의 누이인 앤 홈(Anne Home)과 결혼했는데, 그녀는 매우 매력적이고 사교적이며 또 재능이 많아 미술가, 작가, 음악가들이 참여할 수 있는 저녁 파티를 자주 열었다. 유명한 작곡가 조셉 하이든(Joseph Haydn)은 그녀가 지은 시에 근거하여 6개의 경쾌하고 은혜로운 노래를 작곡했다.

헌터는 치아에 관한 책을 두 권 썼는데, 1771년에 쓴 『인간 치아의 자연 역사(*The Natural History of the Human Teeth*)』와 1778년에 쓴 『치아 질환에 관한 실질적 논문(*A Practical Treatise on Diseases of the Teeth*)』이 그것이다. 이들은 치아와 그 질환을 치료하는 데에 관한 최초의 서적으로, 무척 잘 묘사되어 있어 18세기 치과 업계의 위상을 높이는 데 큰 도움이 되었다. 그는 오늘날 알려진 치아의 명칭(앞니, 송곳니, 앞에 있는 어금니와 어금니)을 지어 주었고 치석의 파괴력을 강조했다.

존 헌터는 다음 간추린 원문의 내용에서 볼 수 있듯이 임상 문제에 있어서 상당히 과학적인 태도를 가졌다.

제1부

## 인간 치아의 자연 역사

치아는 건강할 때 잘 보존해야 하고, 질병에 걸렸을 때 치료하는 방법을 잘 알고 있어야 할 만큼, 우리가 관심을 많이 기울여야 할 대상이다. 이는 단지 치아를 보존하기 위해서만이 아니라, 치아가 신체의 유용한 부분으로서 연관된 다른 부분에도 영향을 미치기 때문이다. 치아의 질환은 그 근처 조직에 병을 일으키기 쉽고, 또 다음 논문에서 확실하게 볼 수 있듯이 심각한 결과를 가져올 수 있다.

언뜻 보면 치아의 질환이 단순하게 보이고, 우리 몸의 뼈 조직이 있는 다른 부분에서 생기는 것같이 보인다. 그러나 내 경험에 의하면 그 반대이다. 치아는 그 구조가 단순하지만, 특이한 환경에 있어서는 그들만의 특유한 질환을 가지고 있다. 이 질환은 추상적으로 보면 아주 간단하다. 그러나 일반적으로 치아가 신체와 관련된 것과 그들이 근접해 있는 부분은 상당히 복잡하다. 따라서 치아 때문에 생기는 질환도 매우 다양하다. 농양, 구멍난 뼈 등, 대부분이 원래는 치아에서 시작되었지만, 이들은 치과의사보다는 외과의사가 치료할 과제이다.

치과의사는 마치 구멍 난 뼈가 다리나 또는 치아와 떨어져 있는 다른 부분에 있을 때처럼 당황할 것이다. 치주 질환이 신체 다른 부분의 질병에서 볼 수 있듯이 흔한 것이라면, 치과의사에만 관련되는 특정한 것을 제외하고는 내과의사나 외과의사에게 맡겨야 한다.

---

제2부

# 치아의 질환과 그로 인한 결과

치아에 가장 흔한 질환은 부식으로, '괴저'라는 이름을 붙일 만하다. 그러나 이보다 더한 것이 있다. 단순히 치아의 일부분이 죽는 것만으로는 거의 이렇다 할 결과를 초래하지 않는다. 이는 사람이 죽은 후에도 치아가 부패되지 않는 것과 같다. 그러므로 이런 것은 생전에 병이 난 부분을 수술하여 어떤 변화가 온 것이라고 짐작하게 된다.

대개 치아의 조그마한 부분의 외부에서 시작되어 처음에는 보통 불투명한 하얀 점으로 나타난다. 이는 치아의 상아질이 규칙적이고 결정체적인 자체의 구조를 잃어버렸기 때문인데, 접촉된 부분의 견인력이 파괴되어 가루가 된 결정체와 비슷한 효과를 가져온다. 이 상아질이 부서지면 치아 골격 부분이 노출되어, 질병이 이곳을 공격했을 때 대체로 검은 갈색 점으로 나타난다. 그러나 어떤 때는 색이 전혀 변하지 않아 치아에 꽤 큰 구멍이 생길 때까지 질병이 관찰되지 않을 때도 있다.

죽은 부분은 처음에는 둥글지만 항상 그런 것은 아니고, 그 모양은 다른 환경 요인보다는 이것이 어디서 생겼는가에 따라 달라진다. 가끔 음식을 갈아내는 어금니 표면을 구강 안에서도 볼 수 있는데, 이 구멍 난 곳이 아주 시커먼 물질로 차 있는 것처럼 보인다. 송곳니에서는 치아 가까이에서 생기고, 더 커지면 대개는 같은 치아 건너쪽까지 구멍을 만들어 이를 둘로 나누게 된다.

이러한 치아가 더 손상되면, 가끔은 몸체 전체가 부러져 나가게 된다. 이렇게 치아가 부식하는 것은 예상했던 결과는 아니지만 어떤 때에는 쌍으로 일어나는데, 그런 경우에는 첫 번째 원인이 시간에 따라 동반된다고 할 수 있다. 치아 표면에 구멍이 생기면 그 구멍 자체가 같은 경로를 통하여 곧 다른 질병으로 이어진다. 이런 질병은 치아가 없어지자마자 구멍을 통해 신속히 퍼져나가는데, 이는 단지 치아 속이 노출되어 있어서만은 아니다. 건강한 치아가 사고로 부러져서 구멍이 노출되어도 그렇게 빨리 부패가 진행되지 않기 때문이다.

썩은 치아가 그 옆으로 전염될 수 있는 가능성이 얼마나 되는지는 아직 정확하지 않다. 어떤 때는 가능성이 많은 것 같지만, 많은 경우에 이에 반대된다.

가끔 우리는 정반대에 있는 두 개의 치아가 썩는 것을 볼 수 있는데, 이는 첫 번째 질병에서 감염되었다고 의심하기 쉽다. 치아의 구멍이 노출될 때까지 앞서 말한 겉모양 외에는 거의 증상이 없다. 이런 일이 생기기 훨씬 전부터 종종 예민해지거나 또는 만지거나 외부의 영향을 받으면 쓰린 정도이다. 그러나 구멍이 노출되면 통증과 다른 증상이 생기기 시작하여 그 부위가 매우 커진다. 즉 비슷한 염증이 신체의 다른 부분에 생겨난 것보다 훨씬 심각해지며, 이러한 증상을 치료하기가 쉽지 않다.

치아가 있는 구멍 안에서 고름이 터져 나오기는 쉽지 않지만, 염증이 아주 커져서 이 구멍에 넘쳐나면 아픈 치아의 구멍 아래에 있는 턱뼈에서 고름이 나와 잇몸 종기라고 부르는 작은 종기를 만들어낸다.

## 잇몸 괴혈병

잇몸은 질병에 걸리기 쉬운데, 상당히 진행된 경우의 증상에 대해서는 이미 언급한 바 있다. 잇몸이 붓고 매우 예민하게 되어 결국 출혈을 일으키게 된다. 이것은 괴혈병에서 볼 수 있는 것과 비슷한데, 이 병을 보통 '잇몸 괴혈병'이라고 부른다. 잇몸 괴혈병이 잇몸을 상하게 하는 주된 경로인 것 같으나, 이 같은 증상은 여러 가지 다른 원인으로도 나타나고, 아구창 경험이 있는 아이들에서도 종종 발견된다. 이러한 경우는 성인들에게도 똑같은 원인이 될 수 있으며, 같은 이유로 아주 건강한 사람에게서도 종종 나타난다.

처음 잇몸이 예민해지기 시작하면 그 가장자리에서 증상을 관찰할 수 있다. 일반적으로 잇몸의 표면이 골고루 부드럽지 않고, 끝 가장자리가 약간 뭉툭하게 되어 조금 두껍게 된다. 두 치아 사이의 잇몸이 붓고 부풀어 살처럼 밀고 나오는데, 이런 경우 가끔 아주 예민하게 반응한다. 염증은 종종 잇몸 궤양으로 진행되는데, 대부분의 경우 이런 잇몸은 보통 궤양으로 인해 치아의 한 부분이 벗겨진다. 이것은 종종 한쪽만, 또 한쪽 턱에서만 일어나는데, 어떤 경우에는 양쪽 턱의 모든 잇몸에 생길 수도 있다. 이런 경우 위에서 말한 것과 같이 똑같은 원인 또는 공통되는 원인으로 인해 염증을 일으키며 치조 과정이 없어진다.

이와 같은 경우에는 언제나 잇몸 안쪽과 치조 과정에서 많은 물질이 나와, 이것이 빠져나갈 때는 발치하게 된다. 잇몸 한쪽이 부식되는 동안 다른 쪽은 붓고 해면같이 되어 치아가 흔들리게 되는데, 이런 증상은 어느 쪽이든 부식되는 과정이 없어진 후에 발생한다. 이런 질병을 치료하는 방법은, 잇몸이 부풀어진 것은 일종의 종기이므로 이렇게 반복적으로 부은 잇몸을 모두 잘라내는 것이다.

### 치아에 있는 외래 물질에 관하여

치아 중에서 서로 맞물리지 않는 부분이 있다. 두 개의 치아가 만들어진 각도와 잇몸 사이에 움푹 들어간 부분으로 인해 생기는 자리 때문이다. 이곳에 침이 고여 처음에는 색깔을 띠고 있거나 더럽게 보이기도 한다. 이 시기에 치아는 입의 움직임에 의해서나 또는 음식의 알력 등에 의해 깨끗하게 유지되며, 또한 잇몸 쪽의 자르는 부분에서 좀 떨어져 있어 잇몸 가장자리의 작용으로 상당히 깨끗하다.

그러나 이런 경우는 잇몸이 완전히 건강한 사람만이 해당되고, 다른 환자들은 잇몸의 느슨한 가장자리가 없어졌거나 또는 자유자재로 움직이지 못한다. 수술을 하지 않는다면 그 부분의 움직임이 자유롭지 않아 잇몸이 더욱 치아 표면을 덮게 된다. 씹는 작용으로 인하여 치아 가장자리와 갈아내는 표면을 깨끗하게 하고, 입술의 움직임이 치아를 바깥으로 자라나는 것을 늦추기 때문에, 이 부분이 잇몸만큼이나 높이 올라간다. 천천히 진행되어 다음에 있는 잇몸 가장자리에 축적되면, 때로는 잇몸을 지나 적지 않은 부분을 덮어버린다. 또한 많이 진행되어 잇몸에 닿게 되면(종종 이런 일이 일어나는데, 특히 치아의 중간 각도에서는 더 그렇다) 이 부분에 궤양이 발생하는데, 이는 심각한 결과를 초래한다. 이런 문제로 밀려나는 잇몸은 아주 민감해져 출혈을 일으킬 수 있다.

치아가 생겨난 턱(치조골)은 종종 잇몸을 형성하는 데에도 관여하여 궤양을 일으키고 또 치아를 지탱할 수 없게 만들어 결국 떨어져 나가게 된다. 이러한 질병에 대하여는 이미 언급한 바 있다.

모든 침은 많은 양의 석회질을 포함하고 있어 이들이 노출되면 분리되어 점액과 합해진다. 외래 물질은 토양성 물질과 분리된 점액으로 구성되어 있다. 입안에 있는 점액은 토양과 같이 많아서 사람에 따라 그 조직이 특이하다. 그러나 이런 것들이 무엇인지는 확인할 수 없다. 우리는 그 구성이나 생활 습성에 별 특징이 없더라도 이런 축적물이 생길 때 보통의 예방법, 즉 입을 세척하거나 치아를 닦거나 해도 좋은 결과를 얻지 못한 사람들을 많이 볼 수 있다.

이와 같은 축적은 외부의 액즙이 누적되어 방치되는 경우 질병으로 이어지는 경향이 있는데, 이런 경우에는 액즙 자체가 이런 각질류 물질을 만드는 경향을 가지고 있는 듯하다. 이는 또한 환자가 딱딱한 것을 먹을 수 없어 입안의 다른 부분이 서로 잘 움직이지 못할 때도 생긴다. 침대에 누워 사는 여자들이 이런 경우이다. 이때 치아를 깨끗하게 하는 기술이 부족했다는 것은 말할 것도 없다.

앞서 말한 것처럼, 이러한 물질은 점액이나 동물의 침, 석회질의 토양으로 구성되어 있다. 토양이 치아에 붙거나 결정화되고, 이런 결정체에 점액이 혼합된다. 이러한 각질의 원인은 이미 알려진 질병으로 인한 것이 아니며, 분비된 물질의 성질과 관련된다. 이들은 무생물체에 불과하지만, 그 치료는 기계적이거나 화학적인 방법으로 이루어진다.

# 마취의 역사

현대의학의 가장 큰 업적은 병을 일으키는 미생물과 이에 대항하는 항생제를 발견함으로써 세균 감염을 정복한 것이다. 이에 비례하여 현대수술의 가장 큰 성과는 아마도 전신마취의 도입일 것이다. 이 두 가지 업적으로 인해 감염이나 부상으로 많은 사람이 사망했던 불행했던 과거에서 벗어나 현대 내과 의학과 외과 의학으로 나뉘어 발전하게 되었다.

이전에는 내과의사나 외과의사는 환자들에게 동정심을 표하는 것 외에는 환자를 치료할 별 도리가 없었다. 어린이들은 맹장염이나 중이염, 유행성 감기나 혹은 다른 여러 가지 알 수 없는 병으로 인해 사망하였다. 병균 감염 방지를 위해 되도록 빨리 수술을 해야 했기 때문에, 수술 도중 충분한 처치를 하지 못하고 또 이로 인하여 생기는 과도한 출혈로 수술에 실패한 경우가 허다했다.

마취의 역사는 인류의 역사와 같이한다고 볼 수 있다. 고통 없이 수술을 할 수 있다면 이것이 이상적인 치료법이었다. 역사상 가장 오래된 마취에 대한 기록은 구약 성경의 창세기 3장 21절에 나오는 다음 구절이다.

… 신은 남자를 깊은 잠에 들게 한 다음, 그의 갈비뼈 하나를 꺼내고 그 자리를 살로 메꾸었다. …

이와 같이 유명한 수술 기록으로 인해 의사들도 오랜 세월 동안 남자가 여자보다 갈비뼈 하나가 적다고 생각했다. 르네상스 시기에 이르러 베살리우스와 여러 해부학자들이 남자와 여자의 갈비뼈 수를 직접 세어보고 나서야 이러한 기독교의 신학론이 현실과 다르다는 것을 알게 되었다.

고대 그리스의 의사들은 마취 목적으로 '맨드라고라'(manderagora, 미국에서는 'may apple'이라고 하며 뿌리를 마취제로 썼음), 또는 '헤베인'(hebane, 가지과의 유독식물) 등을 권장했는데, 이들을 수술 도중 생기는 통증을 제거하기 위한 마취제로 사용했다. 또한 그리스인이나 로마인들은 수술에서 오는 통증과 초조함을 없애기 위하여 포도주를 사용했다. 성지에서는 사형 당하는 죄수들에게 초조함을 덜어주기 위해 포도주를 주었다고 한다. 이런 예들은 신앙이 돈독한 유대인의 습관이었고, 여러 가지 약재가 들어 있는 포도주가 종종 여인들에 의하여 죄수들에게 제공되었다. 마태복음과 마가복음에는 예수님에게도 골고다에서 십자가를 지기 전에 고통을 덜기 위해 몰약이 든 포도주를 제공하였으나 거절하였다고 기록하고 있다.

약 500년 후에는 아랍 의사들이 수술하기 전에 마취약을 적신 해면(스펀지)을 사용하였다고 하며, 이러한 방법에 대해서는 중세기 이탈리아 의사들이 잘 명시하고 있다. 그러나 이러한 마취제의 생약이나 해면은 금방 건조되어 쓸모없어졌으므로, 이후 유럽 의사들은 마취제 없이 수술을 감행했다.

이러한 관습을 따른 또 하나의 이유는, 중세기 기독교들이 "인간이 고통을 당하는 것은 신이 내린 형벌이고, 이러한 고통을 감내하는 것은 영혼에 약이 된다."고 믿고 있었기 때문이었다. 창세기에 신은 환자를 깊은 잠에 빠뜨린 후 수술을 했다는 기록이 있지만, 19세기 중반에 이르기까지 환자의 고통을 덜어주는 데에는 아무런 도움이 되지 않았다.

1798년에 험프리 데이비(Humphrey Davy)가 진통제이자 마취성이 있는 유쾌한 성질의 아산화질소(nitrous oxide, $N_2O$)를 발견하였다. 또한 19세기 초에는 헨리 히크만(Henry Hill Hickman)이 여러 가지 동물실험을 감행하여 이산화탄소를 흡입하면 통증에 무감각해진다는 것을 주장하며, 이를 사람에게도 적용할 수 있다고 제의하였다. 그러나 당시의 외과의사들을 설득하지는 못했는데, 의사들은 데이비나 히크만의 업적에는 별로 관심이 없었다.

이러한 사실은 1929년에 알렉산더 플레밍(Alexander Fleming)이 페니실린을 발견하였으나 당시 의학자들의 관심을 끌지 못했던 것과 유사하다. 당시 의학계에서는 이러한 발견에 무관심하였으며, 1940년 제2차 세계대전으로 인하여 많은 병사들이 심각한 전염병을 앓게 된 이후에야 비로소 플레밍의 발견에 주목하게 되었다.

마찬가지로, 당시의 영국 의사들은 데이비와 히크만이 발표한 논문, 즉 기체를 사용하여 환자들을 무감각하게 만들어 수술의 통증을 제거할 수 있다는 제안에는 무관심이었다. 이들은 단지 얼마나 빨리 뼈를 절단할 수 있는지에 대해서만 주력하여, 학생이나 연수생들을 시켜 수술시간을 측정하게 함으로써 자신의 능숙한 수술 능력을 과시하였다.

뉴잉글랜드에서는 외과 수술에 마취술을 도입하는 것이 특히 큰 관심사였는데, 그 이유는 마취술을 발견하고 이를 발전시킨 주요 인물들이 모두 매사추세츠 주나 코네티컷 주에 거주했기 때문이다. 그 주요 인물이 외과의사가 아닌 치과의사였다는 점에서, 치과의사들이 현대의학에 크게 공헌하였다고 할 수 있다.

마취술이 치과의사들에 의하여 발견되었다는 것은 어쩌면 의아스러운 일이 아닐 수도 있다. 발치하는 것은 매우 고통스러운 일이다. 발치 작업 중 부식된 치아의 표면이 떨어져 나가서, 치과의사가 그 치아의 뿌리를 찾기 위해 뼈가 들어 있는 골대를 파고 들어가게 되면 그 통증은 이루 말할 수 없이 극심하기 때문이다. 마취약의 발견과 그 역사는 오늘날 여러 사람의 의학 역사학자들에 의하여 잘 분석되고 명료하게 기록되어 있다.

아산화질소는 영국의 유명한 화학자 험프리 데이비가 1800년에 발견하였는데, 그는 다음과 같이 기술하였다.

> 이 기체는 육체의 고통을 무마시키는 힘을 가지고 있어서 혈액이 많이 분출되지 않는 수술 작업에 도움이 될 수 있을 것이다.

불행하게도 데이비의 이러한 제안에는 아무도 관심을 보이지 않았고, 이 기체는 중독성이 있는 기체로만 알려져 있었다. 그러나 유쾌한 성질을 가진 이 '웃음'의 기체는 파티에서는 인기가 많았다.

19세기 중반에는 이 아산화질소가 대마초나 코카인과 같은 마약으로 변했다. 1844년 코네티컷 주 하트퍼드(Hartford)에 있는 호레이스 웰스(Horace Wells)라는 재능 있는 치과의사는 어떤 사람이 이 기체를 흡입한 후에는 상처를 입고도 고통을 느끼지 못한다는 것을 발견하였다. "위대한 발견은 준비된 사람에 의해서만 인식된다."는 말과 같이, 그는 이러한 것을 목격한 것이 얼마나 중요한 의미를 가지고 있는지 잘 이해하였다. 그는 가능성을 실험해 보기 위해 조수인 치과의사 존 리그스(John Riggs)와 상의한 후에 그로 하여금 자신을 괴롭히고 있던 어금니 하나를 빼내게 하였다. 그리고 의사 콜튼(Colten)은 이 기체의 성질을 파티에서 이미 시현한 바 있으므로 그로 하여금 이 기체통 하나를 자신의 작업실에 가져오게 하였다. 리그스는 아산화질소 기체로 마취를 유도하여 웰스의 치아를 뽑았다.

뉴욕에 있는 두 의사에게 보낸 편지에 리그스는 이 수술에 대하여 다음과 같이 기록하고 있다.

> … 웰스는 수술대 의자에 앉았고, 나는 그의 치아를 지체 없이 뽑아내기 위해 모든 것을 미리 검사해 보았다. 웰스는 기체통을 자기 무릎 위에 올려놓고 튜브를 입에 대고 팔이 풀릴 될 때까지 기체를 흡입했다. 이어 그의 손이 무릎에 떨어졌고 머리는 머리 받침대에 떨어졌다. 그 즉시 나는 집게를 입에 넣고 치아를 빼냈다. …
>
> … 그 당시에는 죽음인지 성공인지 감지할 수 없었다. 그는 무아지경을 헤매고 있었으나, 그 결과는 전 세계에 알려졌다. 웰스와 나를 빼고는 어느 정도까지 흡입해야 하는지 알지 못했다. 그 결과는 고통스러울 정도로 문제가 되었지만, 자연의 법칙이 우리에게 친절을 베풀어 역사에 알려져 있지 않았던 위대한 발견이 세계

에 널리 알려지게 되었다. …

리그스는 전신마취를 통하여 치아를 추출해 낸 최초의 외과의사이자 저명한 치과의사로서, 잇몸을 치료하는 것에 대한 중요한 저서를 발표하였다.

한편 웰스는 이 위대한 발견을 의학계와 공유하기 위한 열정으로 매사추세츠 주 종합병원에서 이를 시행하였지만, 이것이 실패로 끝나자 조롱의 대상이 되어버렸다. 웰스는 아산화질소 기체가 마취용으로 쓰이는 데 대한 복잡한 문제들을 잘 이해하지 못하였고, 어떤 환자는 이 기체의 마취 효과에 대하여 저항성이 매우 높다는 사실을 깨닫지 못했다. 더군다나 높은 농도의 기체 흡입은 생명을 위협할 수도 있는 것이었다.

윌리엄 모턴(William T. G. Morton)은 보스턴의 치과의사로서 웰스의 학생이자 동료였는데, 그는 전신마취의 중요성을 잘 알고 있었다. 그는 하트퍼드에서 웰스에게 배워 아산화질소의 효율성에 대해 알고 있었고, 또한 문제가 있다는 것도 관찰한 바 있었다. 모턴은 이보다 나은 마취제를 찾아보기로 결심하고, 당시 하버드 의대 화학교수인 찰스 잭슨(Charles Jackson)으로부터 조언을 받았다. 잭슨은 모턴이 매사추세츠 종합병원에서 또다시 마취술을 시행했을 때에도 그 자리에 참석한 바 있었다. 잭슨은 모턴에게 에테르를 쓸 것을 권유하였고, 이 사실은 리그스도 그 자리에 있어서 확인해 주었다. 드디어 모턴은 에테르를 사용하여 치아를 추출하였고, 그 성공적인 효과는 당시 보스턴에서 가장 유명했던 제이컵 비겔로(Jacob Bigelow)라는 의사에 의하여 증명되었다. 이후 비겔로는 모턴이 제작한 특이한 모양의 플라스크에 담긴 에테르를 마취제로

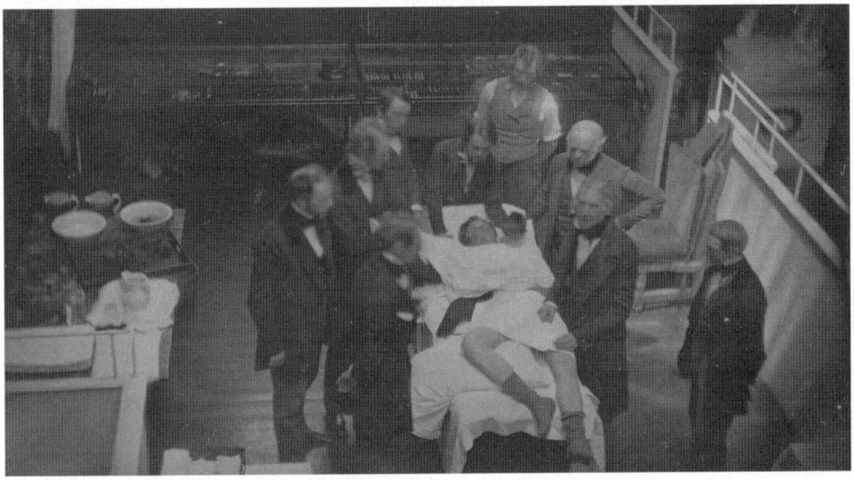

| 1846년 윌리엄 모턴이 전신마취 수술을 재현하는 장면

사용하여 수많은 수술을 성공리에 마쳤다.

모턴이 매사추세츠 종합병원에서 마취술을 성공적으로 시행하게 되자, 그의 외과 주치의였던 존 콜린스 워렌(John Collins Warren)에게 깊은 인상을 남겼는데, 이는 환자의 목에 있는 종양을 고통 없이 제거할 수 있었기 때문이었다. 워렌은 모여 있는 외과의사들을 향하여 "여러분, 이것은 결코 엉터리가 아닙니다."라고 말하였다는 것은 잘 알려진 사실이다.

비겔로는 에테르를 사용하여 수많은 수술을 감행했으며 다음과 같이 논평하였다.

> 수술에 동반되는 통증을 제거하는 방법을 찾는 것이 의학상 중요한 문제라는 것은 오래전부터 알려져 있던 사실이다. 이 목적을 달성할 수 있는 특수한 물질이 이제 발견되었다. 넓적다리 뼈를

절단하는 데도 환자는 전혀 통증을 인식하지 못하였고, 또 단시간 내에 의식을 회복할 수 있었다. 또한 다른 매우 어려운 수술들도 환자가 의식하지 못하는 사이에 이루어졌다. 이러한 중대한 사건은 설명이 필요 없을 정도로 흥미로운 일이다.

이러한 획기적인 발견이 있은 이후 모턴과 잭슨 사이에 특허권을 놓고 수차에 걸쳐 좋지 않은 논쟁이 있었다. 웰스가 최초로 시행했다는 것과 그가 모턴에게 시행했다는 사실은 완전히 무시되었다. 웰스는 원래 고상한 성격의 개업의로서 특허권에 욕심을 낼 사람이 아니었다. 또한 그는 이러한 발견은 누구에게나 대가없이 공유되어야 한다고 믿고 있었다.

이러한 발견이 발표된 이후 다른 많은 의사들이 마취술의 발견을 주장하고 나섰다. 조지아 주의 크러포드 렁(Crawford W. Long)은 에테르 마취로 환자의 목에서 종양을 잘라냈다고 주장하였고, 환자가 이러한 발견에 대한 증명서를 제출하기까지 했다. 그러나 그는 이러한 발견을 1849년까지 발표하지 않았는데, 당시 벌써 많은 치과의사와 외과의사들이 전신마취를 시행하고 있었기 때문이었다. 1846년에는 영국의 치과의사 제임스 로빈슨(James Robinson)이, 1847년에는 영국의 외과의사 로버트 리스턴(Robert Liston)과 프랑스의 외과의사 조제프 프랑수아 말게느(Joseph Francois Malgaigne)가 각각 마취술의 발견을 주장하고 나섰다.

크러포드 렁에게 마취술 발견에 대한 명예를 부여한다는 것은 불합리한 일이다. 그가 최후의 진술을 정직하게 했다 하더라도, 그는 에테르가 수술을 위해 필요하며 전신마취가 중요함을 인식하지 못했음이 분명하다. 이런 중요한 발견을 한 사람은 누구라도 동료에게 알려서 같은 직종에 있는 다른 사람들과 공유했을 것이다. 분명한 것은 그는 이런 발견에 대하여 특별히 중요하게 생각하지 않았거나, 혹은 아예 그런 발견을 하지 못했을 수도 있다는 것이다.

이러한 마취술의 발견에 대해서는 주요 인물들이 일으킨 여러 가지 분쟁뿐만이 아니라, 통증은 하나님이 만드신 것이고 마취는 마귀의 역사라고 주장하는 많은 교역자들의 반대도 있었다.

호레스 웰스(Horace Wells)는 버몬트 주 하트퍼드에서 태어났다. 그는 총명한 청년이었으며, 매사추세츠 주 앰허스트와 뉴햄프셔 주 월폴에서 탁월한 교육을 받았다. 19세의 나이에 보스턴에 있는 여러 개업의들의 조수로 일하면서 치의학을 공부하기 시작했는데, 그 당시 미국에서는 아직 치과대학이 설립되지 않았다. 그는 코네티컷 주 하트퍼드에서 저명한 개업의가 되어 여러 명의 학생들을 받아들였는데, 그들이 바로 나중에 유명해진 존 리그스와 윌리엄 모턴 등이다.

윌리엄 모턴(Willam T. G. Morton)은 매사추세츠 주 찰스턴에서 한 농부의 아들로 태어났다. 그는 여러 출판사에서 일하다가, 업종을 바꾸어 호레스 웰스 밑에서 치의학을 공부하였다. 하버드 의대에 입학하여 강의를 청강하였으나 의학박사 학위를 받지는 못하였다. 그러나 그는 하버드 의대 재학 시 여러 명의 저명한 내과 및 외과의사들을 만날 수 있었다. 찰스 잭슨은 그로 하여금 에테르를 사용하도록 지도하였으며, 제이컵 비겔로를 만나 여러 가지 수술에 조력하였고, 결국은 매사추세츠 종합병원에서 그 유명한 실험을 하게 되었다. 모턴은 에테르의 마취약 특허권을 두고 잭슨과 심하게 대립하였는데, 이는 자신이 부유해지기를 희망했기 때문이었다. 경제적으로 성공하지 못하자, 그는 워싱턴 국회에도 여러 번 참석하였으나 끝내 성공하지 못했다. 이로 인하여 모턴은 우울증에 빠지게 되었고, 결국 웰스처럼 처참한 죽음을 맞게 된다.

찰스 잭슨(Charles T. Jackson)은 매사추세츠 주 플리머스에서 오랜 전통의 훌륭한 가문에서 태어났다. 1829년에 하버드 의대에서 의학박사 학위를 받았고, 파리의 소르본 대학에서 대학원 과정을 연수하였다. 그는 에테르가 마취약이라는 것을 발견한 것은 본인이라고 주장하며 이를 두고 모턴과 여러 해 동안 싸웠다. 그러나 그 역시 결국 우울증에 빠져, 마지막 7년은 맥클린 정신병원에서 보내게 된다.

마취약 발견을 주장하는 사람들 중에서 웰스의 주장이 가장 강력하다. 그는 마취에 대한 출판물을 발표한 것 외에도 실력 있는 치과의사이자 선생이었으며, 또 치의학에 대한 영향력 있는 교과서도 저술하였다. 그는 또한 그의 적수들에게서는 찾아볼 수 없는 고상한 인격의 소유자였다. 그러나 그의 시도가 실패로 돌아가자, 자신의 업적이 인정을 받지 못했다는 것에 실망하여 우울증에 걸려 결국 자살로 생을 마무리한 것은 참으로 애석한 일이다.

헨리 제이컵 비겔로(Henry Jacob Bigelow)는 보스턴에서 가장 유명한 외과의사 중 한 사람이었다. 그는 성기 요도 수술과 정형 수술에 필요한 여러 가지 수술법을 발견하였다. 하버드 의대를 졸업한 후 프랑스에 가서 박사 이후의 연수를 받은 다음, 하버드 의대에서 외과교수가 되었다. 비겔로는 모턴의 발견이 중요하다는 것을 알고 그의 도움을 받아 에테르 마취제를 사용하여 여러 가지 수술을 하였다. 비겔로는 워렌을 설득하여 메사추세츠 종합병원에서 모턴이 에테르 마취를 수행하도록 기회를 마련해 주었을 것으로 예상되며, 또한 그는 에테르 마취에 관한 최초의 논문도 썼다. 따라서 비겔로는 웰스, 모턴, 잭슨과 더불어 마취 역사에서 중요한 인물이라고 할 수 있다.

분만 시 산통을 잠재우기 위해 전신마취를 했다는 것도 흥미 있는 일이다. 영국의 제임스 영 심슨(James Young Simpson)은 스코틀랜드에서 태어나 현대 산부인과 의학을 발전시키는 데 큰 공헌을 한 중요한 인물이다. 심슨은 자신의 병원에서 에테르를 사용하였으나, 얼마 안 가 당시 프랑스에서 새로 개발된, 에테르보다 잘 순응하는 클로로포름으로 바꿨다. 스코트랜드의 칼뱅주의자 승려들은, 창세기 3장 14절과 같이 신이 이브에게 "고통의 설움 속에서 아기를 낳아라."고 하였듯이, 여자는 분만의 산통을 겪어야 한다고 주장하여 심슨에게 반기를 들었다. 다행히도 심슨은 성경을 잘 알고 있어, 신은 아담을 깊은 잠에 빠지게 한 다음에 그의 갈비뼈를 취하였다는 것을 상기시켜 주었다. 존 칼뱅(John Calvin) 역시 그의 평론 중에서 신도 아담의 고통을 덜어주기를 원했다고 진술하였다. 이러한 논쟁은 빅토리아 여왕이 여덟째 아이를 낳을 때 마취를 선택함에 따라 사라지게 되었다. 따라서 그 이후에는 아기를 분만하는 데 마취를 하는 것이 유행하였다.

국소마취 또한 흥미로운 역사를 가지고 있다. 코카인이 국소마취에 영향을 발휘한다는 것을 처음 발견한 사람은 지크문트 프로이트(Sigmind Freud)인데, 그는 또한 심리적인 치료에서나 정신적 작용에 의한 병에서 인간 잠재의식의 관념을 도입하였다. 그는 코카인을 가지고 실험하던 도중 불행히도 코카인 중독이 되었다. 프로이트는 비엔나의 안과의사 칼 콜러(Karl Coller)에게 코카인의 국소마취성에 대해 알려주었고, 콜러는 이것을 국소마취 주사약으로 발전시켰다. 콜러는 미국 뉴욕으로 이사한 후에도 이 일을 계속하였다.

처음에는 코카인이 상당히 비싼 약이었다. 콜러의 연구는 새로운 산업을 조성하였으며, 페루는 해마다 코카인 몇천 파운드를 미국에 수출하게 되었다. 뉴욕 시의 루스벨트 병원에서 윌리엄 스튜어트 할스테드(William Stuart Halsted)와 리처드 헐(Richard J. Hall)과 같은 외과의사들이 이것을 더 한층 발전시켰다. 하지만 할스테드 역시 연구 도중 코카인에 중독되었다고 한다.

1905년에는 알프레드 아인혼(Alfred Einhorn)과 리처드 윌스타터(Richard Willstatter)가 프로케인(procaine, Novocaine)을 발견하였다. 이것은 코카인보다 독성이 약해 국소마취제로 안성맞춤이었다.

칼 콜러는 고령까지 살았지만, 자신에 대해서나 그의 발견에 관하여 책을 한 권도 저술하지 않았다고 한다.

오늘날에는 모든 수술이 통증 없이 이루어지고 있으며, 마취제와 이를 전달하는 방법도 많이 발전하였다. 마취술은 최근에 발견된 것이며, 이로써 현대의학이나 수술이 과거의 야만적인 것에서 별로 오랫동안 떨어져 있던 것이 아니라는 것을 인식하기 어렵다.

# Aphorisms in Dental History

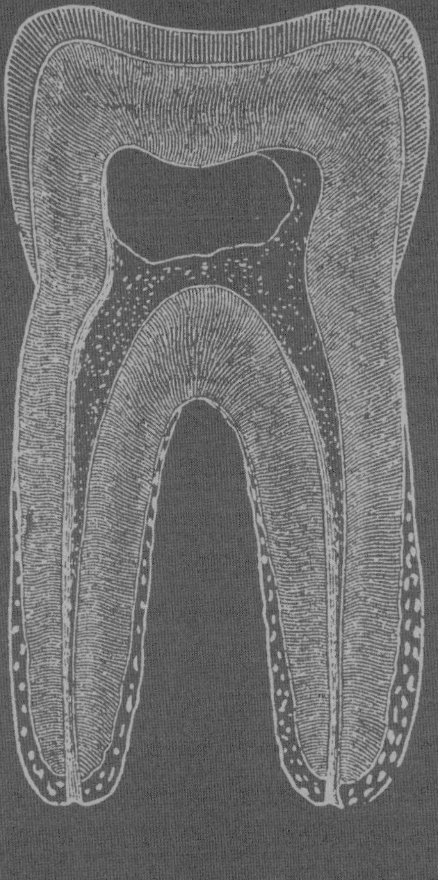

# Galen on Oral Anatomy

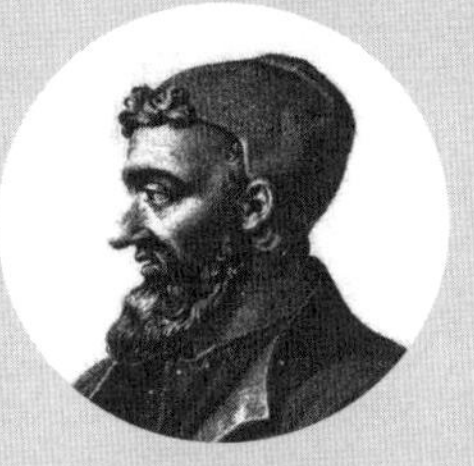

Galen (130 A.D.-200 A.D.) was the most distinguished physician of antiquity. He was born in Pergamon in Asia Minor, a city with a famous library. His father was Nikon, a well-known architect. Galen began medical studies in Pergamon at the age of seventeen, and later went to Alexandria, which at the time had both a university as well as a celebrated library. Many famous men of antiquity were trained in Alexandria, including Euclid, Archimedes, Dioscorides, Rufus of Ephesus, and Soranus.

Galen was disappointed in his educational experience in Alexandria, and after five years returned to Pergamon. In 164 A.D., he moved to Rome and became successful there as a practicing physician, eventually assuming the role of chief physician to emperor Marcus Aurelius.

Galen wrote extensively. According to his own statements, he wrote 125 books on philosophy, mathematics, grammar and law. Most have been lost, but there are 83 extant works considered to be genuine, and still others whose authenticity is in doubt. The standard edition was published in 22 volumes by Kuhn, with the original Greek and a Latin translation on facing pages.

Galen's fundamental theory of nature was that all objects were composed of four elements: earth, air, fire and water. All natural objects had four qualities; hot, cold, dry or moist. There were four humours: blood, phlegm, yellow bile and black bile. Unfortunately, Galen's knowledge of physiology was primitive and often wrong. Sadly, the ignorance of the middle ages would allow this humoral theory to endure for 1500 years.

Nevertheless, Galen offered some valuable concepts for succeeding generations. He stressed that the correct treatment of disease should be based upon both reason and experience. Despite his overall ignorance in physiology, Galen's study of anatomy resulted in a number of excellent treatises, such as "On the Usefulness of Parts" and "On Anatomical Procedures". Galen's study of anatomy was well done and remained authoritative until the Renaissance. He understood nerve physiology, heart valves, arteries and veins. He recognized that arteries arose from the aorta, and that they contained blood, not air. Though he wrote seven treatises on the pulse, it is surprising to note that Galen did not grasp accurately the circulation of the blood. Antiquated ideas of blood circulation were to last even beyond Vesalius, the great anatomist of the 16th century.

Galen's overall knowledge of clinical medicine was advanced. He was aware of conditions such as pleurisy. In addition to general medicine, Galen also practiced surgery and wrote extensively on this subject, such as the control of hemorrhage using pressure, cautery or ligation.

Galen's writing on the mouth, teeth and tongue are of considerable interest. His observations have relevance even to modern dentistry. I offer Galen's descriptions directly, from Charles Daremberg's admirable French translation of the original Greek. I have also referred to a recent English translation by Margaret Tallmadge May.

---

## 》Chapter VIII

Why do we have precisely thirty-two teeth, fixed sixteen in a row in each jaw, those in front (numbering eight) named incisors, sharp and large, capable of biting; following them are (four) canines, large at the base and pointed at the summit, capable of completely grinding the body of food that had only been cut by the incisors;

followed by (twenty) grinders that are named molars, rough and large, strong and hard, made for exactly grinding the food cut by the incisors or torn by the canines.

Suppose a single modification of the teeth that would wipe out their usefulness. If the molars were entirely smooth they would not have their function. In effect, all species of food are crushed by the irregular and tough teeth (molars). It is for this same reason that millstones that grind corn, with time become blunt and polished and one has to cut and repair them.

Suppose that the molars were rough but not also hard, what disadvantage would result? They would be worn down before crushing the food. If they were rough and also hard but not flat, they would not have much profit as instruments of trituration, needing a large base to be effective. That is why the incisors cannot grind, because they are narrow. With all these qualities, if the molars were small, this single default would detract from the usefulness of other qualities, since we would need an extremely long time to chew our food. Similarly, in the case of the incisors and the sharp teeth (canines) following them. If you change any one of their qualities you will find their usefulness abolished.

Let us admit that these very wise combinations are the result of good fortune; change merely the position of the teeth and see what results. Imagine that the molars are in front and the incisors and canines in back, and consider what usefulness these teeth or the large molars would still have. Would not all their other qualities be wiped out, even though well foreseen by the most provident atoms if these erred in arranging them? If one arranged a chorus of thirty-two members in good order, we would praise him for being skillful. Shall we not praise nature when she has arranged, with full harmony, an ensemble of the teeth so beautifully?

If you wish, let us also attribute the creation of the teeth to the grace of atoms, so that we assume that it is by good fortune and without any skill that not only were some teeth made sharp and others dull, some smooth and others rough, some small and others large, but also that their position was so arranged. Again, this is a concession that we make.

What shall we say about the roots? One finds one in small teeth, two in larger teeth and three or four in the largest teeth. Here again, the concourse of the atoms has produced a work of art, precisely as if some Creator had directed them.

Also, concerning the molars, those in the middle are the largest, and those on each side are smaller. Again, is this not an admirable disposition of the atoms? For it was not necessary, I think, that the space at the back of the mouth, being narrower than the space in the front, should have teeth as large as the middle portion near the cheeks, which is very broad. In effect, it would be wrong to put large teeth in narrow parts of the mouth and small teeth in the wider parts, and since the tongue had to be broader at its root, as I have shown, it was preferable that large teeth not be situated in this position.

And these long outgrowths of the bone in each jaw, that one calls alveoli from an analogy to mangers used for cattle, is this again an admirable work of fortune? In each tooth, these grow around it, binding and holding it fast, so that it is not easily shaken free. To have made suitable places for the roots, large places for large roots and small spaces for small ones, also seems like the work of admirable justice. No artisan, either among those who fit timbers with bolts, or among workers in stone has made for the prominence on the things which is fastening concavities to receive them that are so exactly equal to them as those which the most fortunate movements of the atoms has prepared for the roots of teeth. Cavities too broad would cause a loose junction with the bones, while cavities too narrow would not permit the roots of the teeth to reach the bottom. Moreover, would one not also marvel that the teeth are bound to the alveoli with strong ligaments (periosteum), especially at the roots where the nerves are inserted and marvel more if this work of chance, not art?

But here is a phenomenon more marvelous, the same attributed to the atoms of Epicurus and to the molecules of Asclepiades – the equality of the teeth. Indeed, the fact that the lower teeth are made exactly equal to the upper, even though the two jaws are not. It is the mark of a supreme being. And the making of the teeth on the right side equal to those on the left, and the alveoli, roots, nerve, ligaments, arteries and veins of one side equal to the other side – how can I believe that this is the work of chance and not art? Is it not a display of certain justice that there is equal number of each of these on right and left side of each jaw? Even if we grant this to the most fortunate atoms, which those men say move without reason, but which are more in danger of doing everything according to reason than are Epicurus and Asclepiades.

Now, one must admire the other works of atoms, and so is this one, that they have put the molars in the inner parts and the incisors in the outer parts, not only in man but in other animals as well. It is possible that they would have been fortunately placed in one kind of animal but for the same thing to be true of all requires prudence and reason. I cannot understand how it can be for the work of blind activity to prepare many sharp strong teeth for fierce animals; for if you have ever seen the teeth of sheep and the lion, you know, I suppose, that they are not alike. Is it not also a marvel that the goat has teeth like sheep and that the teeth of the leopard and dog are like those of lion? It is still a greater marvel that the claws also correspond, that fierce animals have sharp strong claws that are like natural swords, whereas they are not made like that in any of the timid animals.

Perhaps one might attribute to the wonderful good fortune of the atoms the fact that adjacent parts are justly formed, but to refrain from giving any one animal strong claws but weak teeth is the work of a Creator who is perfectly mindful of the use of each part. To make short necks for animals that have the limbs divided into twos, and longer necks for animals having solid or cloven hoofs so that they may stoop and graze – is not this too work of some Creator mindful of the usefulness of parts?

Is it not a marvel that because cranes and storks have longer necks, they also have larger bills, whereas fish that lack legs have no neck at all? Why indeed would fish need feet or neck when they do not need to walk or make sounds? But when the fish population is so numerous, that the atoms do not forget to make feet or neck in a single one of them, it is the work of an accurate memory! Perhaps one might believe in a fortunate motion of atoms for man alone, or a single kind of animal, but that they should have similar good fortune in all animals is impossible, unless the atoms also have intelligence.

---

## Chapter IX

I may explain the animals in some future day. In man – for we must return to him – a single canine tooth has been produced on each side of each jaw, whereas lions, wolves and dogs have many of them on both sides. Here, also, nature clearly understood that she was forming a civilized, social animal, whose strength lay not in the might of body but in wisdom. Hence, whatever has necessary to sufficiently crush any harder bodies of food would be carried out by two canine teeth, so that she has with good reason doubled the number of incisors, because they have wider usefulness, and she has made molars still more numerous, because they have the widest usefulness. There is no fixed number of teeth as these (molars); in some individuals that have longer jaws, five are formed on each side, and in others with smaller jaws, there are four. In most cases however, there are five, and there are never four on the left side and give on the right, or five on the left and four on the right, or four below and five above; and yet once in a while, atoms would be bound to lose sight of quality of number.

For my part, though I have made many allowances for the atoms, how can I grant them works involving memory? For not even their authors dare to endow them with intelligence and reason. And how could memory of equality or analogy be made in such a thing?

How is it that man has a small mouth when lions, the wolves, and, in general, all animals called carnivores have mouths very widely divided, unless here too our Creator was mindful of the usefulness of the parts? In fact, it was logical for the size of the mouth to be in accord with nails and with the strength of teeth. For what would be the use of these things if the mouth was small? And why would a man be better off if he had many molars and his mouth had a very wide opening?

What I said recently about the masseter muscles is enough to show how greatly the parts of them near the corners of the mouth contribute to perfect chewing. Hence, if the mouth opened more widely in man as it does in the wolf, he would not chew his food perfectly and he would gain no advantage in defense from its size, since he does not have many canine teeth. On the other hand, if it were drawn together into a small area, in that animal, as it is in man, the action of its sharp teeth would be spoiled.

In general, if you examine all animals, you will find that whose strength lies in biting have the mouth very large and full of such teeth, whereas in those whose teeth are useful for chewing and perfectly triturating the food, the mouth is drawn together into a small area and has many molars within it, and either no sharp teeth at all or a single one on each side of the jaw.

Just as these parts have been constructed in a fashion analogous to each other, so have the nails been accurately made in the same way. In domesticated, timid animals they are broad, soft and blunt, but in wild, fierce animals they are large, sharp, strong and curved. I suppose that the atoms must have made the nails of fierce animals suitable for cutting and holding the food.

---

## Chapter X

In essence, the volume of the tongue is in perfect harmony with the mouth, for it easily touches all the sides, as it could not if its volume was smaller. It is nowhere affected by not having enough room from which it might suffer, I suppose, if its size were excessive. Is it not marvelous that it readily moves in every direction? And is it not also marvelous that it moves according to the will of the animal and not involuntarily, like the arteries? For if its movements were not in accord with our impulses, how could we perform the act of chewing? Or swallowing? Or conversing? Since it is better for these motions to be performed in accord with the animal's impulses, is it not praiseworthy too that the tongue is therefore moved by muscles? Is it not also admirable that since it must be moved up toward the roof of the mouth, moved down and moved to the sides, it therefore has many muscles, one providing one movement and other another movement.

Now if the tongue is doubled like all other instruments of sense – for I have already spoken of them – the muscles on each sides are properly equal in number and size. Thus, it also has two arteries inserted into it, one on each side and similarly two veins (lingual arteries and veins) and two pairs of nerves. One of these (lingual nerve from mandibular division of trigeminal) is soft and one hard (hypoglossal nerve), the first distributed into its outer tunic, and the second scattered into the muscles, because by the one it must perceive flavors and by the other it must move according to the will, as I have also said earlier at some point, where I was explaining the outgrowth of nerves from the encephalon.

In certain animals, such as snakes, the tongue is divided, but in man, the parts are properly united and come together to form one part, which is better for either eating or speaking. It is clearly doubled in man, since no muscle, vein, artery, or nerve passes across either from the right side to the left or left to right. It is made large and strong at its base to establish itself firmly, and slender at the tip so that it moves quickly, in this also seems to me the work of uncommon foresight. Since some of the muscles must elevate the tongue upward toward the palate, and others must move it down and still others move it to the side, is it not work of marvelous foresight that some (glossopalatine) are therefore inserted into it from the parts above, others (genioglossus and hypoglossus) from the parts below, and still others (styloglossus) from the sides? For I have shown in my book 'On the Movement of Muscles' that every muscle pulls the part toward its own source. Hence the muscles inserted from above would move the tongue upward, those whose sources are below would move it down, and in same way the lateral muscles would move it to the sides.

Since the tongue becomes difficult to move when it is dried out, as one sees clearly in persons who are excessively thirsty and in those who have all the moisture of the mouth dried up in burning fever, nature had made marvelous provision to keep the tongue from being easily affected by such problems. I have said earlier, in speaking of the larynx, that there are glands like sponges placed besides it, one on each side to serve this purpose. The same thing has been done in the case of the tongue, and channels from these glands pour forth through the lateral and lower parts of it, moistening the tongue itself and the lower parts, and side and the whole range of the mouth.

---

# The Dental Medicine and Surgery of Guy de Chauliac with Extended Excerpts from the Chirurgia Magna

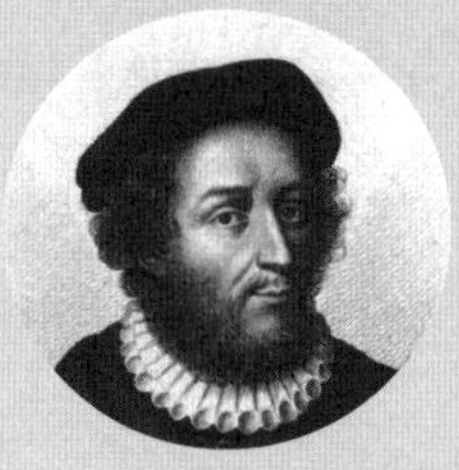

Guy de Chauliac. Born in the town of Chauliac near Lyon around the year 1300, became the most famous surgeon of the Middle Ages. He was essentially at the crossroads between the medicine and surgery of the Greeks and Romans and that of Renaissance. He led the way for Ambroise Paré, Fabricius, Vesalius and the great medical advances of the sixteenth century.

Guy was not only well educated in the basic Greek texts of Hippocrates and Galen, but was knowledgeable about the major contributions of Arabic medicine and surgery of the tenth and eleventh centuries from both the Eastern Caliphate based in Baghdad (Rhazes, Avicenna, Haly Abbas) and The Western Caliphate in Spain (Abulcasis). These major Arabic treatises had been translated into Latin by various medieval scholars and were accessible to physicians and surgeons of the time.

Guy studied medicine initially at Montpellier and then at Bologna, two of the major-medical schools of the time. At Montpellier, the school was run by a chancellor and three senior masters. Students had to attend medical lectures for five years and then practise medicine for several months prior to graduation. After three years, an oral examination was given for a Baccalaureate degree. A Master's degree could be obtained after an additional two years, and a Doctor's degree required a special series of oral examinations given over several days (Cooper 1930).

Bologna had the most famous medical school of the time and physicians throughout medieval Europe did their best to spend some time there and learn all the new approaches of the time and the new disciplines such as anatomy. Guy became physician to Pope Clement VI and to his successors in Avignon.

A famous letter by Petrarch to Pope Clement does not inspire confidence in the physicians of the time. "I know that your bedside is beleaguered by doctors, and naturally this fills me with fear. Their opinions are always in conflict, and he who has nothing new to say suffers the shame of limping behind the others." Guy de Chauliac did not take kindly to this letter and had a poor relationship with Petrarch thereafter (Major 1954).

Guy's major contribution was a great book of surgery (Chirurgia magna) that became the major textbook for several hundred years. First published in French in 1478 and Latin in 1498, it went through many editions and was translated into many of the common languages of the time. At his death in 1368, he was so highly regarded in his specialty that he was called "Father of Surgery" by someone as eminent as Fallopius (Neuburger 1925, Castiglione 1941). The book outlines the importance of surgery and describes various surgical operations and the instruments used at the time, including scissors, speculum, razor, scalpel, needle and lancet (Ring 1985).

The surgeons, according to Guy, should have several basic qualifications. He should be educated (a man of letters), should be expert, intelligent and a man of good habits. Guy recognized that the role of the surgeon is to assist nature. Guy described the removal of foreign bodies, the placement and suturing of separated tissues, methods of controlling hemorrhage, treatment of fractures and surgical excision of cancer. Guy gave an excellent description of the bubonic plague that raged in Avignon in 1348. His materia medica, unfortunately, was that of Galen, and the approach primitive, being based on the ancient Greek humoral theory of the four basic humors that underlie disease processes by their proportional excess or defect.

Guy's writings on dentistry, dental medicine and oral surgery are of interest. He discusses a variety of diseases affecting the tongue and describes frenectomy. He describes caries of the teeth, the intense pain of pulpitis, and the development of draining dental abscesses (which he considers a positive sign of healing). He mentions that most dental operations are carried out by dentists rather than physicians, but feels that physician-surgeons perform these operations with greater safety (Guerini 1909, Weinberger 1948).

He mentions the many instruments that dentists use, taken mainly from the works of Abulcasis (Shklar 1969). He offers extensive medicaments for the treatment of the various diseases of the teeth and diseases of the oral mucosa. Most of these herbal remedies make little sense today since they are based on the ancient Greek philosophical concept of all matter being composed of four elements-fire, water, air and earth.

The Greek physicians then related these basic elements to fluids or 'humors' in the body-blood, phlegm, yellow bile and black bile. Health meant the proper proportions of these humors in the body. Illness meant some abnormal proportion that had to be corrected by appropriate medication. The remedies were considered to act on the qualities of the elements or humors-such as hot and dry, hot and moist, cold and moist and cold and dry. If, for example, the disease was considered to be caused by too much phlegm (cold and moist) the remedies would be for the purpose of warming and drying, and many herbs were considered to have this property. Some of these medicaments were undoubtedly used because of successful prior experience on patients, others were based on the writings of the Greek and Roman physicians.

Certainly, wine and vinegar would be appropriate for cleaning surgical wounds. Opiate would definitely relieve pain. Pomegranate juice is an excellent astringent mouthwash and the pumice powders would be effective in cleaning the teeth of surface film. Tartar was removed by scalers, since rinses and tooth powders would not have any effect upon it. Actually, the materia medica of Guy de Chauliac was a significant advance over that of the ignorance and superstition of the early middle ages where one finds 'witches brew' types of medicaments with truly disgusting and weird ingredients that have no rational whatever.

It is appropriate, historically, to consider Guy de Chauliac as an early representative of the renaissance rather than the middle ages, since his medicine was essentially a 'rebirth' of Greek medicine from both Greek and Arabic sources, with the addition of many advances of the Arabic physicians of the tenth century, particularly in surgery. In his book, he has numerous references to Avicenna (ibn Sina), Rhazes (al Razi), Haly Abbas (Ali Abbas al Majusi), Mesue, the elder (ibn Masawayh) and Abulcasis (Abu'l-Qasim).

Their prescriptions and surgical procedures are described in some detail. Guy was also familiar with the surgical teachings of the Salerno school and its major figure, Roger, as well as his immediate predecessors, Saliceto, Lanfranchi and Henri de Mondeville. Some of Guy's surgical writings have been translated into English (Brennan 1923), but his writings on dental medicine and oral surgery have not yet been translated into English. The purpose of this presentation is to make these writings accessible to the English speaking dental practitioners and historians.

A comprehensive and scholarly edition of Guy de Chauliac in French was published by E. Nicaise in 1890. My translation from the French follows the text of Nicaise closely. I have also consulted the older edition published by L. Joubert in 1619.

---

## From the Sixth Treatise – Special Diseases

Guy de Chauliac Original Text

### 》Diseases of the tongue

The affections of the tongue that prevent its action are dyscrasias, ulcers, aphthae, abscesses (suppurative tumors), swellings or enlargements, ranulas, fleshy growths, convulsion or curving, paralysis or softening and stuttering. Most of these diseases belong in the domain of medicine (physick); however, since we do not have recourse for some of these to surgeons, we will touch on a few cases.

### 》On swelling and enlargement of the tongue

If the tongue is of warm complexion, and assuming a good diet with purgation induced by "cochie" pills, Galen recommends in the 14th chapter of 'therapeutics', to gargle with lettuce juice- this is based, according to him, on the successful cure of a single man, who required nothing else. However, I am familiar with the diversion of the fluid by the use of suction cups on the back of the neck, and blood-letting through the veins of the tongue.

If the tongue is of cold complexion (humoral) and markedly swollen, Rhazes and Avicenna insist that the fluid should be emptied through the mouth by salivation, with the help of massaging, using ammonium salt and onions. After this, the mouth should be washed with vinegar. Addition of ginger and pepper helps the resolution. It is necessary, in this case, to dry the head with such things which dry up the common cold.

### 》On ranula and fleshy excrescences

Ranula, according to Avicenna, is a long fleshy excrescence which originates under the tongue and prevents its function. It has the shape of a frog or another tongue. To cure it, one must, according to Avicenna, test whether astringent and resolving drugs, such as pomegranate bark with origanum and salt will resolve it. Burnt vitriol and hermodacts, mixed with egg white, and held under the tongue, are, as he puts it, indicated for children. Following this, one must try stronger means, such as rubbing with ammonium salt, or with spiderwort and vitriol, or with alder troches. One must be careful not to swallow these.

If this cannot cure the lesion, there is no reason, as he puts it, not to operate. The operation is described as such by Abulcasis. Open the patient's mouth in the sunlight and observe the ranula. If it is black or brown, and hard and without feeling, it should not be touched because it is cancerous. But if it is not such, but white and treatable, it should be engaged with a hook and incised with a scalpel. Then it should be removed after loosening it on all sides. Should there be bleeding, it should be absorbed with a sponge and, if necessary, vitriol should be applied and the operation stopped until the cessation of the bleeding. The operation should then be continued until completed. This done, the patient should rinse with vinegar for one or two days, and then, according to Guillaume de Salicet, he should rinse with wine boiled with myrrh until healing occurs.

### 》On the spasm and the cord which restrain the tongue

Spasm is withdrawal and curving back of the tongue towards its root, whereby its function is prevented. Its cause is the humidity which fills, or the dryness which exhausts, or the ligament which withdraws it... The cure for the cord or ligament which draws back the tongue consists of sectioning it transversely so that the tongue is freed its attachment, as reported by Abulcasis. A pack with vitriol should be placed against it to prevent reunion. If one is in doubt about this treatment, because of the veins, Avicenna recommends that the cord be ligated with a needle and thread until it ruptures of its own accord. According to Lanfranchi, it may also be cauterized by cutting it with a red-hot silver razor.

## 》On paralysis and stuttering

It is conceivable that stuttering may be due to convulsion, ulcers, or other affections of the tongue. However, it is most often due to paralysis and to the fluids that bathe the nerves, muscles and the substance of the tongue. Its causes and signs are similar to common paralysis. With this, there is an involuntary flow of saliva, and one cannot speak directly and pronounce. As Galen declares in one of his aphorisms, stutterers are essentially affected with prolonged diarrhea. It is commonly thought that accidental stuttering predicts paralysis. It is thought that, in the same way as fever heals spasm, that it also heals stuttering due to humidity. It is also thought that natural stuttering and old paralysis never heal perfectly. However, children are often improved when they reach adolescence, according to Avicenna.

Its cure, in addition to being generally the same as for common paralysis, and outside of the living habits and purgation, includes three particular and principal intentions, as Heben Mesue states it. The first consists in diversion of the fluids, the second in drying of the brain, the third in the consumption of the associated humidity.

The first is accomplished with frictions and suction cups placed behind the neck. The second is accomplished with desiccating plasters on the whole head with such things as mustard, clove droppings, millet, roasted salt, laurel leaves, anise, fennel, peppers, cloves and others, which, while comforting the head, dry up the cold. Cauterizing irons to the head and sides and behind the cervical vertebrae are praiseworthy.

And Haly Abbas recommends the following plaster to be applied to the neck for the comforting of the nerves.

**Rx)** Chamomile, melilot, marjoram and ginger, five drachms of each; mustard, pyrethrum, laurel leaves, three drachms of each; opopanax and castor, two drachms of each. Let it all be mixed into a plaster with wax and oil of the elder tree.

Other oils may be used for a similar purpose, such as sesame, spikenard, rue, and castor oils. Bennet oil is best for this. Oil of turpentine and the distillation by Heben Mesue for the back, used as described above for paralysis are also of value.

The third is accomplished by gargles and mouth-washes and rubbing the tongue with the following, in order of increasing strength. One should start with extract of squill or oxymel, for it is an excellent gargle. Sometimes comfort can be achieved with things such as hyssop and the bark of capers, pyrethrum, ginger and the three peppers. The evacuation of phlegmatic humors precedes this gargling; this is accomplished by rubbing the tongue with things similar to ammonia salt, ginger and onion. Then the action of the mouthwash will be improved.

For the same purpose, Heben Mesue has tested a gargle which dissolves the phlegm collected at the root of the tongue, the formula of which is as follow.

**Rx)** Origanum, marjoram, hyssop, pyrethrum, ginger, the three peppers, cinnamon, costmary, mustard and nigella. These are to be kneaded with scillitic oxymel and cooked wine. Gargling should be done every day.

Lanfranchi reports that he restored the speech to a lady with peeled figs and honey and six grains of clear and shiny euphorbia, all incorporated into a dough, of which a portion the size of a small pill was place under the tongue.

The manufacture of the medicine by Rhazes for paralysis and heaviness of the tongue is as follows.

**Rx)** ammoniac salt, pyrethrum, stavesacre, mustard, pepper, cooked wine in equal measures. This should be ground and the tongue rubbed with it on top and underneath several times a day. Haly Abbas recommends rubbing the tongue with hiera picra, mustard and pyrethrum, grossly ground.

Cooked wine, according to the testimony of Dioscorides, is proper medicine for softening of the tongue and paralysis, in whatever form it may be given. Sage, rue, calamint, the herb for paralysis, rosemary, the seed of the sweet basil, and the wild caulicule also have great beneficial properties. To hold under the tongue, pills made with castor and asafetida and turpentine is infallible for this, according to Avicenna. Other pulls are also proper for this. And all recommend theriac and cashew-nut candy.

Speaking diligently, rubbing the tongue with mineral salt also improves speech in children, according to Avicenna.

### 》On the affections of the teeth in general

Haly Abbas, in the ninth section of the first part of 'Royal Disposition' lists five or six affections of the teeth-namely: pain, corrosion, congelation, irritation, limosity or fetidness, looseness or mobility. They do not become afflicted with abscesses or anything similar, according to Avicenna. By this is meant corrosion or decay, as understood by our common school.

With regard to whether or not they have feeling and perceive pain, Galen in the fifth chapter of 'Miamir' and Avicenna in the third chapter of 'Cannon' seem to think that they do. Haly Abbas expressly says that they have no feeling of their own, but because of the nerve which is sent to them from the third group of nerves from the brain (cranial nerves). This is also supported by Galen in the sixteenth chapter of the 'Usefulness of Parts'. From this, it appears that they do not really suppurate and have no pain sensation except for those of the gums and the nerves adherent to them.

The causes of the affections and lesions of the teeth are bad complexion, the solution of continuity, and abscesses. This is sometimes due to an inherent cause in the tooth or in the organs (tissues) adherent to them. Sometimes the cause may originate in the brain or stomach, or somewhere else. Thus, in these affections, we find a cause and effect. And of these causes we find three kinds; the primary type such as a fall or blow or poor diet; the antecedent type such as superfluous humors, and the joint type such as the inherent disposition of the teeth.

The signs of the affections of the teeth are self-evident. For it appears obvious to all when they are pierced or corroded, black and broken, or when they cannot support either heat or cold, or when they cause pain because of one of the above, as expressed by Galen in the fifth chapter of 'Miamir'. These findings are affected by harmful and beneficial things, by time and past diet, and a relationship has been ascribed to gout.

It is thought that among all the affections of the body, dental pain is the most grievous. It is also thought that swelling of the cheeks is a good sign in dental pain, because it means that the exudation is leaving the nerve and ligament and is turning towards fleshy sites, as we have described for gout.

In curing the affections of the teeth, a double treatment is given, one universal and the other particular. The universal treatment generally has two purposes, one concerned with living habits, the other with evacuation.

According to Avicenna, six things are specified regarding living habits. First, no perishables such as fish or dairy products should be used. Second, excessively hot or cold should be avoided, especially one immediately following the other. Third, no hard things should be chewed, such as bones, or viscous ones such as figs or honey products. Fourth, foods known to be harmful to teeth, such as leeks, should be avoided. Fifth, the teeth should not be picked in a painful or rough manner. Sixth, they should be rubbed with honey and burnt salt, and if vinegar is added, ultimate results may be obtained, according to Haly Abbas' declaration in his fifth section in the second part of the 'Royal Disposition'. As a purgative, hiera is suitable. Also acceptable are phlebotomies of the cephalic vein and the veins of the lips and tongue. One must also divert with massages and suction cups and cleaning of the head, and dry the rheum by comforting the head, as has often been mentioned. Phlegmatic humors must be cleared out with pyrethrum, mastic and similar things.

The particular treatment is concerned with two things. First, three teachings necessary in operating on teeth; secondly, the operation in itself, according to the variety of affections. The first teaching is that such operations are particular and performed by barbers and dentators (dentists) or tooth pullers, because physicians have left the above-mentioned operations to them. However, it is safer that such operations be performed by physicians. The second teaching is that the physician who gives advice about such things should know that advice which is given for the teeth can take different forms, as expressed by Avicenna, namely, by gargles, mastication, fillings, evaporations, ointments, massages, fumigations, cauterizations, head purges, instillations into the ear, and by manual operations, as will be described later. The third teaching, according to Abulcasis, says that the dentist should be equipped with adequate instruments, namely razors, scrapers, straight and curved scalpels, elevators, both simple and with two arms, toothed tongs, and variety of picks, cannulas, levers, bores (drills), and also files and many other necessary for the job.

### 》On pain from the teeth

If the pain is through communication from another organ, that organ should be healed first. If it is because of gingival abscesses, once the fluids have been purged and turned aside, one should first push back the warm fluids with cold and astringents by holding in the mouth, according to Heben Mesue, warm water with vinegar or rose water, or plantain. A little camphor makes it even better, for a similar purpose one can also use rose oil or myrtle or camphene held in the mouth. Following the initial period, resolving agents such as mastic or dried raisins should be added. If the pain becomes even more vehement, opium or some other stupefying drugs (narcotics) may be added, if need be. The condition having now cooled off, rose oil with mastic should be applied, then aluminated wine, and a decoction of hyssop and calamint. However, if the substance tends to mature, it should be helped with a decoction of the above-named raisins, figs and seed of flax (linseed) and of fenugreek. After the abscess is opened, it is cleaned with rose honey and wine, as has been said about ulcers in the mouth. But if the cause lied in the root of the tooth or in its nerve or ligament, and if there is pus, the pus should be drained and resolved with the things already mentioned and those to be mentioned, particularly heat with rose oil, camomile and anise should be used; and cold with benzoyl oil or spikenard.

If it is windy (hollow), it should be dispersed with a decoction of cumin and laurel leaves, rue seeds, galbanum, and serapin. But it there is pain without matter (pus), the humors should be altered, heat by cold substances and cold by hot substances, as mentioned above and below: the moist one should be dried with salt and alum and burnt galls, and the dry one moistened with butter and ram grease. If the above things do not help, cauterize with boiling oil by dipping into it a probe wrapped with cotton or cloth and applying it frequently to the tooth. Or it may be cauterized with a red-hot iron, or extracted with instruments.

Because many (surgeons) use several drugs for teeth, I will describe in detail those which I have found to alleviate pain by way of alteration and resolution, and others which work by way of stupefaction. Medicaments for the teeth, according to Galen in the fifth chapter of 'Miamir', whether for the purpose of pushing back or resolving, must be very strong. This is why many are made with very strong vinegar. That vinegar harms teeth, as is said, is of no consequence, since when mixed with warm things, it loses this objectionable property. Avicenna, in the third section of 'Cures for the Head' says that vinegar is common to all matter. It is possible that its cooling quality is broken by light causes and its penetrating and incisive quality remains when it is dispensed in cold substances; thus, for warm causes, one could not choose anything better. This is also proven in the beginning of simple drugs and is in accord with the beginning of 'Miamir'.

Archigenes (as quoted by Galen in the fifth chapter of 'Miamir') uses as the first drug for dental pain hot vinegar with galls, this being good for the hot substance. For the cold type, whatever the cause may be, prescribe as follows.

**Rx)**

| | |
|---|---|
| Pellitory and mercurial slightly burnt | 16 drachms |
| Salt | 11 drachms |
| Burnt alum | 5 drachms |
| Iris, pepper, pyrethrum, costmary, each | 3 drachms of mustard |
| Hyssop, dried mint | 2 drachms of each |
| Horn from a deer or goat, amomu or cinnamon | 1 drachms of each |

Let it be made into a powder and rub it onto the roots of teeth and onto moist gums-not dried gums, since it is incompatible with these.

Rhazes has a drug for toothache with heat.

**Rx)** Equal parts of purslane seed, coriander, sumac, peeled lentils, citrus sandal, roses, pyrethrum and camphor. Let it be made into troches with the juice from the night-shade and then rub the painful tooth with one of these soaked in rose water.

Heben Mesue, for cases with cold, places theriaca made from five ingredients into the root of the tooth. The formula is as follows.

**Rx)** Pepper, asafetida, opium, myrrh, castoreum, each in equal parts and all to be mixed with honey.

Haly Abbas, for cases with heat, prescribes vinegar with rose water, or sumac with a little camphor. In cold cases, he prescribes cooked vinegar with snake hide, and to make it stronger, he adds ginger, pyrethrum, pepper and salt.

Avicenna suggests cooked vinegar with colocynth or aristolochia or pyrethrum, asafetida, mustard, caper bark, pine bark, wild mint, nigella, soapberry and other similar ingredients and the application to the teeth of a hot roasted egg yolk and warm bread. Aqua vita (brandy) is also very good for this. Avicenna also recommends evaporations two hours before meals or four hours after, with salt and millet or with heated oils; also, plasters from such things as mallow, anise, camomile, flax seeds, and fenugreek. He also recommends fumigations with colocynth seeds, mustard seeds, and onion and rue seeds, and other similar tings. He also agrees with Rhazes that in case of referred earache, there should be an instillation into the ear of some sedative oil such as almond oil, eldertree oil, castor oil, or similar agents. With regard to stupefying drugs (narcotics) that one should use in great need, they are, following the same intention as Avicenna, as follows.

**Rx)** White hyoscyamine seeds, opium, styrax, and galbanum-2 drachms of each, pepper and asafetida- 1 drachm of each.

These are then to be preserved in cooked wine and placed on the painful tooth. Or opium and castor oil, in equal parts, can be mixed with rose oil and placed in the ear, which responds to the pain. Or one can hold in the mouth, wine from a decoction of mandrake root or hyoscyamine. Sometimes, narcotics can be given to drink, such as philonium (opiate), or it may be held in the mouth so that the ache will be eliminated during sleep. Also, often holding cold water in the mouth alleviates the pain, according to Avicenna.

### 》On loosened and weakened teeth

Sometimes the tooth rocks (is mobile) because of a primary cause, such as a fall or a blow, and sometimes because of a preceding cause, of moisture which softens the nerve and the ligament. Once in a while, dryness and lack of food, and at other times corrosion and diminution of gingival tissue are the cause. When dryness and lack of food are the cause, as in old people, and patients with consumption, the disease will not heal; in other cases, medicaments will help and with this it is necessary to avoid chewing on the affected teeth (principally hard things) and to reduce the amount of talking. The teeth should not be touched or moved. If corrosion is the cause, it should be cured. When a fall or blow is the cause, after letting blood (as well as having purged and emptied the salivary moisture with mastic and pyrethrum when the cause is due to softening moisture), Galen quotes the advice of Archigenes that alum, with incense, cinnamon, and cypress be put on the root.

Rhazes prescribes the following.

**Rx)** Pomegranate, roses, galls, galingale, sumac, one part each, and alum, a half part. This is to be applied or rubbed into the gums. In another case, he adds acacia, hypocystis, myrobalans, and orders vinegar rinses and fashioning of troches to be rubbed onto the roots of the teeth.

Should this not help, then the diseased teeth can be bound to healthy teeth with a golden chain (wire) as proposed by Abulcasis. Should the teeth fall out, they should be replaced by teeth from someone else, or by teeth carved from cow bone. These, when tied carefully, may last a long time.

### 》On decay, worms, corrosion and holes of teeth

Two regimens are used. The universal (systemic) regimen of diet, purgation and comforting of the brain, as has already been mentioned with pain; or the particular (local) regiment consisting of alcohol rinses or boiled wine with two mints, two sages, two calamints with pepper or pyrethrum. Filling is done with galls and galingale (Cyperus), putty, myrrh, sulphur, camphor, wax ammonia, asafetida and other similar drugs. If this does not work, enlarge the opening with scissors and file and open a passage into the pulp. If this does not work, cauterize it and, if need be, pull it out, but gently, previously filling the hole with tightly placed cloth or cotton. Otherwise, the forceps might break the tooth and the roots would remain. Should a worm be found in the hole following the above-mentioned washes, the tooth should be exposed to the action of the seeds of leek, onions and hyoscyamus preserved with candle grease. This should be made into pills of one drachm each, with one pill being used at a time.

### 》On the muddiness and poor color of the teeth

Prescribe the universal regimen where one rinses the mouth with wine which has been boiled with wild mint and pepper. Then use the following regimen as a dentifrice: cuttlefish bone, small white sea shells, porcelains, pumice stone, burnt deer horn, nitre, alum, rock salt, burnt Sulphur, iris root, aristolochia, burnt cane (reeds). Make this into a powder, either together or separately. For the same purpose, Master Peter made a solution as follows: ammonia salt, rock salt, ½ of each; sweet alum ¼. Make them into a powder and then into a solution with which the teeth are to be rubbed using a piece of scarlet cloth. If this does not help, because of hardened crusts (tartar), scrape with files and scrapers (scalers).

### 》On the putting to sleep and freezing of teeth-
(teeth set on edge!)

Hold in the mouth, hot wine or alcohol or rub the teeth with roasted salt, or apply to them hot roasted walnuts or filberts or similar things which are warm; or chew such things which have beneficial properties, such as purslane or its seed.

### 》On the pulling (extraction) of teeth

After having done your best, says Abulcasis, to alleviate pain with the drugs, and if it does not work, make sure as to which is the painful tooth, so that you will not be mistaken and take the good for the bad one. Having then placed the patients in an open space between your knees, loosen the root right around and luxate it skillfully and perfectly so that the patient will not come down with a bad illness of the eye or the jaw. Then grasp the tooth with tongs and pull it out with the roots. One may use tongs similar to those used to tie barrels, or a simple forked elevator. If any root should remain, it should be found and removed with instruments. Then the mouth should be washed with wine and salt, and if one wishes, one may add alum or vitriol to control the bleeding. Finally, the wound should be dressed with wine, myrrh and incense.

If a tooth sticks out more than it should, it should be equalized and wisely (carefully) planed down with a file so as not to loosen it.

The ancients used many drugs that pulled out teeth without the use of instruments, or made then easier to remove with an instrument, such as tithymal milk (juice) with pyrethrum, root of mulberry or caper, and citrine arsenic, which must be placed within the root of the tooth; or acid or grease from the green frog or tree frog. However, they made many promises, but few operations were described.

### 》Swelling and falling off of the uvula

According to Galen in the sixth chapter of 'Miamir', a fleshy particle appears in the roof of the mouth when one opens the mouth wide and lowers the tongue. The last Greeks named it

Ciones (i.e. columella) and we name it uvula, not because of its substance, but because of the affection to which it is subject, resembling a grape. For uvula is an affection resembling a grape, due to the enlargement of the end of the column and thinning of root is with some relaxation resulting in the prevention of breathing and swallowing. This occurs rarely in the uvula, but it is often inflamed.

The cause of this affection is the warm (acute) or cold (chronic) matter descending from the brain, as it does in the manner of a rheum. The signs are sufficiently manifest according to the given description above and can be readily proven by opening the mouth and compressing the tongue. The warmth of the matter is recognized by the presence of redness and heat, the coldness by its absence. According to Hippocrates, in the third chapter of 'Prognostics', its occurrence is dangerous, especially when it is uniformly inflamed, because following its cutting off bleeding may occur, which may be the cause of suffocation and death. However, when it becomes liquid and white, and is not symmetrical, and the root becomes very tiny and the end big, it is not so dangerous to cut it off. However, according to Abulcasis, one must guard against touching it with an instrument, should it be black or brown, hard and without feel, for it might then give rise to a cancer instead. It is necessary however, when it is enlarged and not affected by drugs, to resect it in order to avoid sudden suffocation. For, as the philosophers put it, one must choose the lesser of two evils.

To cure the uvula, two regimens are employed, the universal

(systemic) and the particular (local) one. The universal regimen consisting of diet, evacuation, and diversion has been described previously. Local treatment is done in two ways, one using drugs, and the other instruments. When using drugs and when dealing with warm matter (acute case), Rhazes recommends the use of rosewater and vinegar gargles. Or after lifting it a little, one applies to it a powder made of roses, sandals, pomegranates, with a little camphor. When the matter is cold (chronic case) one begins with gargles and acetic syrup, mustard, ammonia salt and alum. Roger uses cinnamon, pepper, pyrethrum, galls and pomegranates.

Regarding instrumentation, the uvula may be cut in three ways. In the first, according to Abulcasis, the patient is sat in front of the physician, facing the sun. With the mouth opened, and the tongue depressed with a suitable blade, the uvula is seized with a hook. Then with blunt scissors or sickle-shaped blade cut it off. Then the patient should be given water and vinegar to gargle. For better results also apply galls, alum or vitriol because of bleeding. If the bleeding is excessive, use suction cups behind the neck (from Avicenna) and yellow amber troches with plantain water. The patient should rest on his face so that he may spit and expel the blood.

# Paracelsus:
## Renaissance Physician, Mystic and Iconoclast, Oral Disease Concepts

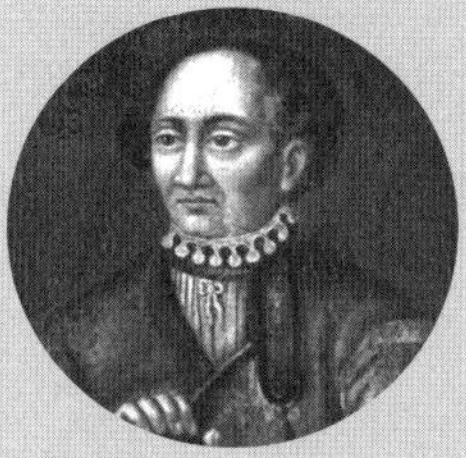

Paracelsus continues to be a controversial figure of the Renaissance and of Humanism. He wrote extensively, on a large variety of subjects, and his collected works, fourteen large volumes in the fine modern German edition of Sudhoff, are continuously being analyzed for an understanding of Paracelsus' ideas and often complex concepts, ranging from chemistry and the physical world to philosophy and the power of imagination.

There are some striking similarities between Paracelsus and his contemporary, Martin Luther. They both confronted the dogmatic teaching of their times, one in medicine, the other in theology, and both wrote in German. In fact, Paracelsus has been referred to as 'Luther of Medicine'.

Theophrastus Phillipus Aureolus Bombastus von Hohenheim

was born in Einsiedeln, Switzerland in 1493. His father, Wilhelm, was a physician, having studied at Tübingen University, and was in charge of the hospital attached to the convent of Einsiedeln. The family moved to Villach in Carinthia when the elder von Hohenheim was appointed to the position of town physician. There was a school of mining in Villach and Theophrastus may have studied there and developed an interest in diseases of miners and a knowledge of minerals. He subsequently studied at the University of Basel and at Würzburg, where he studied with Treithemus, a well-known alchemist of the time. Following these initial studies, Theophrastus traveled widely, going to Vienna, Cologne, Paris, Montpellier, and then to Italy, Spain, England, Holland, Denmark, Poland, Russia, Hungary and many regions in between. After a period of service with the Venetian army, he traveled to Egypt and then to Constantinople where he studied alchemy. After these wanderings, during which he gained knowledge and experience, he eventually settled in Basel where his friend, the publisher Froben, helped him in obtaining the position of city physician and professor in the University of Basel.

The name Paracelsus, which he added to his other names and appeared to prefer, was possibly meant to signify his superiority to the classical learning of the past as signified by the writings of Celsus on Medicine. Paraccelsus was an iconoclast with determination and courage. He shocked his medical associates by giving his lectures in German rather than Latin and by publicly burning the Canon of Avicenna and some works of Galen to demonstrate his contempt for the medical knowledge of the past. Paracelsus was forced to leave his positions and became a wanderer, traveling to many towns and cities where he wrote, lectured, practiced medicine and quarreled with the medical establishment in each place. He died in 1541 in Salzburg where his tomb can be seen in the Church of St. Sebastian.

Paracelsus wrote an unusually large number of works, very few of which were printed during his lifetime because of his controversial reputation. The first major edition of his works appeared in Basel in 1591, edited by Huser. This was fifty years after his death, and a new generation was willing to accept, or at least study, his vast achievement. Overall, the works on medicine have been of far greater interest to scholars than his works on theology, philosophy, alchemy and astrology. The medical treatises were based, to a large extent, on Paracelsus' own knowledge and extensive experience as a physician and army surgeon. The philosophical and astrological works obviously had their sources in many of the scholars whose works Paracelsus had read in his wanderings in Italy, Germany and Switzerland-such as Arnald of Villanova, Nicholas Cusanus, Pico della Mirandola, Pomponazzi, Johannes Reuchlin and Agrippa of Nettesheym.

The "Grosse Wundartzney" or Large Book of Treatment

of Wounds, and the "Grosse Chiurgie" present his approach to medicine and surgery in general and much of it is primitive and based on magical potions. He understood that tissues will heal themselves if offered the opportunity, so he was against the use of irritant drugs applied to wounds. He was against the use of sutures and appeared to be frightened of surgery generally, allowing wounds to suppurate and in this manner eventually discharge foreign materials rather than using surgery to extract them.

His contribution to other fields of medicine were more significant, and often ahead of their time. A treatise on "Miners Diseases" was the first modern account of occupational disease and the description of mercury and arsenic poisoning are reasonably good. He discusses all phases of miners' problems ranging from environment of the mines to that of the smelters. A treatise on "Diseases that Deprive Man of his Reason" has been hailed as an early psychiatric classic. Despite the fact that his Materia Medica was based on magic, he did understand the value of many drugs, including that of laudanum (opium) as a pain reliever and sulphuric ether as an anesthetic. He tried the latter on chickens prior to killing them. He used tinctures of alcohol for the administration of many drugs and popularized the use of mercury, lead, sulfur, arsenic, iron and copper sulfate as medicaments.

Paracelsus developed an interesting and unusual theory of disease among his special pathological theories—that of the doctrine of tartar. He understood that pathologic calcification occurred in a variety of organs and considered these disease conditions to be due to a metabolic disturbance whereby the body takes nourishment from food and discards the refuse or 'tartarus' a material that cannot be broken down and is ultimate matter or 'ultima materia'. This tartar or ultimate material, consisting of gravel and glue-like components, was exogenous and came from cereals such as barley and peas, milk, meat and fish, and drinks such as wine, beer and fruit juice. This material in food could be eliminated by cooking, whereby it was, in some way, altered so that it could then be excreted in the feces. The tartar content of food was thought to vary in different geographic locations. Saliva served digestion in the mouth as did other agents in the stomach. Tartar could also be precipitated by the action of salt which dried up or coagulated mucoid matter in food. The amount of tartar formed depended on the region of the body. Paracelsus recognized the extensive formation of tartar on the teeth and related this to toothache. Toothache was thus comparable to the pain produced by calculus in other organs such as the kidney.

## Das Buch von de tartarischen Krankheiten

The Book of Diseases caused by tartar, 1537-1538,
Capter. VII Ed. Sudhoff Vol. XI

A specific digestive process already takes place in the mouth-and this process is potent enough to sustain life. Its waste products are deposited as *Tartar* on the teeth-with resulting decay of the gums, wearing down of teeth, pain due to acerbity with which each tartarus is endowed. Toothache is thus comparable to the pain caused by calculus elsewhere.

---

In addition to specific observations on pathological calcification, the concept of tartar indicated that Paracelsus had developed original concepts of disease. A disease could be observed, studied, and its cause determined, rather than considering disease, as the ancients did, a nebulous upset of humoral balance based on the theory of the four humours. Disease could be caused by exogenous substances rather than entirely by endogenous changes. Disease could be studied and defined in chemical terms, such as a metabolic disorder caused by the action of salt upon mucoid matter resulting in coagulation. Disease could also be specific, in terms of a specific chemical process and could be localized.

Paracelsus had a concept of the person as vital, living being. In the *Gross Chirurgie* or Major Surgery he says;

> In the anatomy of the dead, you will learn neither nature nor being. It is of little value. Essence, uniqueness, quality and strength, that which is the highest in anatomy has died. This has not yet been taken up for it is the common practice to disregard the best. But it is the living body that teaches the anatomist about health and disease, not the dead one. He requires therefore a living anatomy.

This alone distinguished Paracelsus from his contemporaries, whose major preoccupation was the study of anatomy from the skeleton and gradually from the dissection of human cadavers. This was Paracelsus' vision of medicine – health and illness were to be considered in relation to the relationship of mind and body and all of the subtle physiological relationships inherent in the vital unity. Man must also be considered in relationship to the world around him. In *Astronomia Magna*, he wrote that 'the person is a small world, an extract of the entire worldly machine. In people are embodied all the qualities of the world.' This concept of the relationship of the microcosm (man) to the macrocosm (world or universe) was fundamental to all of Paracelsus' thinking. From the consideration of the relation of mind and body, Paracelsus' was able to expound his understanding of the human psyche, as Galdston clearly pointed out in his fine paper dealing with the psychiatry of Paracelsus.

Paracelsus understood the concept of the id and the superego. Man's spirit (Geist), according to him, is composed of two parts, both of which are native to him. One is of an animal nature and the other is a godly spirit. To live properly one should be a man, not a beast and should suppress the animal spirit. Among other psychiatric concepts, Paracelsus distinguished between different types of mental diseases, such as the feeble – minded and the psychopathic. He described manic–depressive psychosis and pointed out that the four major classes of mental disorders (Lunatic, Insani, Vesani, Melancholici) were of natural and not supernatural origin. 'We recognize by experience that the diseases which deprive man of reason originate and come out of nature.'

The concept of mental disease as caused by evil spirits to be exorcised by priests was not only the primitive approach prior to Paracelsus but was to remain for centuries thereafter and has still not been put to rest completely. Paracelsus understood the etiology of emotional disturbances and talked about an *Ens Spirituale*. He also understood psychosomatic disease and the fact that it would have to be treated by some form of psychotherapy.

> Now then, you should observe and we point out to you that conscience overcomes the guilty one: similar are the effects of envy and hatred. And we have indicated this to you, so that you should understand how the Ens Spirituale so powerfully reigns over the body, that therefore many sicknesses and all kinds of sicknesses of a man can be brought on; therefore, you should apply treatment, not as in ordinary diseases, but you should treat the psyche (Geist) for it is the psyche that here lies sick.

Paracelsus, despite his arrogance and thousands of pages of obscure philosophy, theology and astrology, had occasional visions of modern scientific approaches far beyond his contemporaries. Historians can take a positive or negative approach to Paracelsus by concentrating on different portions of his extensive writings. Furthermore, some of his major concepts were so far ahead of his time that his contemporaries could not appreciate them and they added little to the overall development of medical thought. Only in retrospect can one admire the major insights in an otherwise undistinguished mass of material-those relating to psychology and psychosomatic diseases, medicinal chemistry, metabolism and metabolic disease and occupation diseases.

Several paragraphs from the overall works of Paracelsus will illustrate his contempt for the medicine of the middle ages and his forward conceptual thinking of diseases related to pathological physiological processes.

Paracelsus on dental diseases, is again, somewhat ahead of his time. He understood the etiologic role of calculus in periodontal disease, and understood that calculus was deposited from saliva through metabolic processes in which good begins to be digested in the mouth. He understood that discoloration of teeth represented surface deposits that could be removed with toothpowders and mouth-washes. However, his reluctance to use surgery probably accounts for his failure to suggest a surgical approach to the treatment of periodontitis. In this respect some of the major surgeons of the Renaissance, such as Ambroise Paré, were ahead of Paracelsus. The surgeons, usually untutored in the classics and this unable to read the medical books written in Latin were free to develop their expertise from practice and experience. Their advances were ahead of the surgical writings of Paracelsus.

## From Paracelsus Selected Writings

Edited by J. Jacobi and Translated by Norbert Guterman.
Princeton University Press, 1951

No disease comes from the physician, nor any medicine. But he can aggravate the course of the disease, and he can also improve it. What teacher can be better in this respect than nature herself? Nature possesses the knowledge and makes the meaning of all things visible; it is nature that teaches the physician. Since nature alone possesses the knowledge, it must also be nature that compounds the recipe... The art of healing comes from nature, not from the physician. Therefore, the physician must start from nature with an open mind.

Every physician must be rich in knowledge, and not only of that which is written in books; his patients should be his book, they will never mislead him... and by them he will never be deceived.

From his own head a man cannot learn the theory of medicine, but only from that which his eyes see and his fingers touch... If a man were brought up in a monastery and had never known anything but the customs of the monastery, and never experienced anything but what takes place in the monastery, and the monastic customs and ways, he would know nothing except these very monastic customs. If he should then encounter other customs, he would not know what to do, for he knows only his own tune... He would not have anything to say except what he had learned in his monastery; moreover, this monastic doctrine originated only in speculation.... and was contrived only by men... Consequently, our monastic scholar remains inexperienced and can never get the fundament of things, whence everything comes; for this can never be discovered by pure theory... Theory and practice should together form one, and should remain undivided... Practice should not be based on speculative theory; theory should be derived from practice.

---

## In Modern German

Edited by K. Sudhoff

Chapter XIII, Volume 11 (Medical Works) of the Complete Works

There are many kinds of toothaches with different signs, such as blackness, putridity, looseness, falling out, and also with sticking pain of days of misery. Mark the process of development. There is not much to write about the blackness, because strong mouthwashes and toothpowders can remove it. So I can leave this as it is, without further discussion. But concerning the putridity, we have to act as follows. Rinse the teeth with honey water and after that smear them with honey mixed with aloepaticum (liver aloe) for some days. After that, rinse twice a day, until the tooth decay is gone, with distilled aloe water (juice) which is prepared in plantain salt, consolida (comfrey), and snake root (serpentina), etc. Concerning the loosening, smear the teeth with oil of croco maris. Concerning the falling out, there is nothing that can take mercurial force (power) as well as oil of nuce muscata, that is nutmeg oil. But the sticking pain and days of misery cannot be treated with ordinary composition drugs, but with alkalis, as it is advised for main limbs, and scarify as the evident necessity demands.

---

# Two Faces in the Rise of Christianity

## The Church Militant and the Great Flowering of Art and Music

To a historian, the history of the rise of Christianity in Europe, and its subsequent consolidation and spread, presents two faces. One face is the Church Militant – a history of savage and brutal wars over many centuries, and intolerance of any ideas contrary to official dogma, with torture and the threat of violent death to those opposing official doctrine, or holding religious beliefs other than those sanctioned by Christianity. The other face is one of spectacular accomplishment in music and art, and the development of ethical philosophy that helps to guide the political structures of many nations, even today.

An excellent example of this duality can be found in the life of the Renaissance pope Julius II (Giuliano della Rovere). As a pope, with power over the Papal States, he was also the general of an army that conquered the cities of Perugia and Bologna and defeated the French army that had invaded Italy. Pope Julius maintained his temporal power by clever and unscrupulous diplomacy at the Fifth Lateran Council. At the same time, he was the most important patron of the great Renaissance artistic flowering, supporting towering figures such as Bramante, Raphael and Michelangelo among others.

Bramante became the major architect for the new basilica of St. Peter, which stands as the hallmark of the current Vatican state. Raphael painted the great murals on the walls of the state rooms in the Vatican palace, the most famous of which are the Disputa Del Sacramento (a grandiose allegory of the Eucharist), the School of Athens, and the Liberation of St. Peter. Michelangelo was responsible for the magnificent frescoes that cover the ceiling of the Sistine Chapel in the Vatican palace. These major artistic accomplishments attract art lovers and scholars to the Vatican from all over the world.

While the Roman Inquisition tried one of the world's greatest scientist, Galileo Galilei (1564-1642), for the heresy, threatening him with torture, and condemning him to life imprisonment for his claim that the earth moved around the sun, the Church was also supporting the creation of the great St. Matthew Cycle of paintings by Caravaggio (1571-1610) in the Contarelli Chapel, the frescoes by Annibale Carracci (1560-1609) in the gallery of the Farnese palace, and the many sculptures of Bernini (1598-1680) in St. Peters basilica and many other churches in

Rome.

The protestant reformers were no less tolerant of heresy than the Catholics in the sixteenth century. Michael Servetus (1509-1553) was a physician and scientist who first described the circulation of the blood through the lungs. But he was also questioned the doctrine of the Trinity and was burnt alive in Geneva by John Calvin. And yet, Calvin is considered to be the greatest scholar of the Protestant Reformation since Luther. In 1536, he published "The Institutes of the Christian Religion", a landmark in the history of Christian doctrine. Written in Latin for the scholars of the age, it offered an outline for the Protestant theological system.

The true beginning of the greatness of Italian art can be said to start with the religious fresco-painting of Giotto and Masaccio. Giotto was an architect who designed the famous bell tower for the cathedral in Florence, but his most admired work is the adornment of the walls of the Arena Chapel in Padua for the Scrovegni family. Giotto covered the walls with scenes from the bible, as well as biblical stories, of the time, that went beyond the scriptures, such as the birth of Mary and her childhood with her parents, Anna and Joachim. Giotto's figures were lifelike and three-dimensional for the first time, with facial features that conveyed some feelings of satisfaction or sadness, such as in the betrayal of Jesus by Judas.

Masaccio is famous for his biblical wall paintings in the church of Santa Maria Del Carmine in Florence. He was the first to emphasize the artistic effect of light and shadow (chiaroscuro). These masterpieces of early Italian art led to the more advanced contributions by Michelangelo and Raphael in the next century.

As the Italian Renaissance (or rebirth of classical learning) developed, the princes and their followers became wealthy through commerce and industry and this wealth enabled them to become educated in art, literature, and philosophy. Their palaces became the focus of the best that money could buy. Princes vied with each other to hire the greatest artists, architects, sculptors and musicians of the time. They also competed with the church for the greatest artists. In addition to adorning their palaces with secular art and their private chapels with religious paintings, they also paid for chapels in the major cathedrals.

However, theses princes could not compete with the wealth of the Vatican in Rome or the major churches in other cities, so that the major art legacy of the renaissance is one of religious art, such as Michelangelo's Sistine chapel ceiling frescoes of the Old Testament stories of the creation and the wall frescoes of Christ with the judgment of souls for heaven or hell, and Leonardo da Vinci's portrayal of the Last Supper.

Despite his ingenuity and devotion, Michelangelo was given

a hard time by church officials during his labors in the Sistine chapel, and it is ironically amusing that one of the cardinals, whom he disliked most, appears as one of the figures consigned to hell for all eternity in this painting.

The greatest flowering of art outside of Italy took place in the countries that are now Belgium and Holland. Early Flemish art began, almost entirely, as religious art. First, there were the devotional books of hours, psalters and breviaries with magnificent miniature paintings, in brilliant watercolors and gold, accompanying the handwritten text.

These books of hours are among the major treasures of the world's museums. Following the development of oil painting by the Van Eyck in the fifteenth century, there were wonderful altarpieces designed and painted by Robert Campin, Rogier van der Weyden, and Hugo van der Goes. Hieronymus Bosch used his painting to illustrate his visions of hell and the suffering of eternal damnation. These early Flemish artists paid great attention to detail and began to illustrate human emotion in the faces of their subjects. Despite the fact that the greatest of these altarpieces are no longer in their original churches or private chapels, they adorn the major art museums throughout the world.

In the sixteenth century, Rubens became the major Flemish artist. He produced a large number of religious paintings for the

Catholic church, but he gradually moved into classical themes, portraits and landscapes. He became one of the first modern artists, using classical Greek and Roman stories to paint the nude human body in motion with considerable detail. His expressive portraits, particularly of his wife, became a model for later artists. His serene landscapes also served as models for future landscape painting.

The sixteenth century was the age of Dutch art. Although mainly secular, most of the great Dutch artists also painted religious themes. Rembrandt, according to many, was the greatest artist of all time. Following other Dutch artists, such as Gerrit van Honthorst and Hendrick Terbrugghen in the use of light and shadow for dramatic effect, Rembrandt perfected the illumination of his figures by shafts of light in a dark background. This worked wonderfully well in his depiction of "Christ at Emmaus". Prior to the Dutch artists, a similar depiction with light and shadow had been used by Caravaggio in his painting of "Christ at Emmaus". The early Dutch artists had visited Rome and learned Caravaggio's technique.

Rembrandt produced a series of paintings on the crucifixion, and one of his greatest paintings, which is now in the National Gallery of Art in London, is that of "Christ and the Woman Taken in Adultery".

One can feel the pity that Jesus has for the poor kneeling woman and one sees the wondrous effect that Jesus has upon the crowd that was ready to stone the woman to death. There is a similarly impressive small painting, by the same artist, of the presentation of Jesus in the temple by his parents. Rembrandt also painted many scenes from the Old Testament and many portraits of old Jewish scholars, whom he had met in the Jewish district of Amsterdam.

In the sixteenth and seventeenth centuries, Holland was one of the most tolerant countries in the world, and many great writers and philosophers of different backgrounds, such as Baruch Spinoza, lived in Amsterdam. Vermeer was another of the very great Dutch artist, and he had no problem with being a Catholic in a protestant country. His detailed interiors of Dutch houses with men and woman playing music offer a feeling of peace and serenity. Vermeer, in addition to the wonderful use of light on his figures, also used perspective very effectively and gave a feeling of depth in his paintings.

Contrary to the peace and serenity painted by Vermeer, peace was not, however, part of the political picture of the time. Europe was being ravaged by the Thirty-Year' War between Catholics and Protestants, a long conflict notable for its savagery, as depicted by the French artist Jacques Callot in his series of prints entitled "Miseries of War". The thirty Years' War was the last of the major religious wars in Europe. After this long war, there were still conflicts. However, they tended to be primarily political rather than religious in nature. Religious conflict, unfortunately, still exists today, as we read the newspapers about the problems in Ireland, Bosnia, Kosovo, East Timor, India or Israel, among others.

The development of western music can also be related to the rise of Christianity. Prayers in the medieval monasteries were often chanted and these chants were similar to those sung in Hebrew services. There were three sets of prayers in the monasteries, from morning to evening-matins, lauds, and vespers. The chants gradually developed into more sophisticated song, although sung by all in a single voice (monophonic). This is referred to as Gregorian chant or "plainsong".

The medieval monks also developed musical notation, so that the melodic lines could be studies and memorized.

The parchment was so valuable that once a melody was learned, the notes were erased and a new melody written down. By the late renaissance, music was developing rapidly and was being used in church services. Masses were composed for many voices (polyphonic), with the beginning of harmony and counterpoint.

By the sixteenth century, there were the emergence of great composers of church music. Palestrina (1525-1594) composed 205 motets, 105 masses, 13 sets of lamentations, 12 litanies, 20 psalms and 35 Magnificats. There were all different forms of choral music based upon biblical texts, and sung in Latin. Most of them, such as the motets, were written for several voices, singing in harmony. The masses were written for choruses, with soloists singing some arias.

The masses followed a more rigorous structure than the motets, with movements termed Kyrie, Gloria, Credo, Sanctus, and Agnus Dei. In addition to this enormous output of sacred music, Palestrina wrote a book of madrigals. These were settings of lyric poetry for 4 or 5 voices, and sung in a language of the people, such as Italian. They became a major form of composition for Palestrina's successors throughout Western Europe, and opened the gates for many forms of secular music. In England, the madrigals were based on Elizabethan poetry, and the voices were accompanied by instruments such as organ or virginals, viols and early wind instruments. Soon, music was composed solely for instruments, and gradually our modern musical forms began to develop. Many of these secular compositions were still performed in churches.

Following Palestrina in Italy was a major group of composers appointed to St. Mark's cathedral in Venice. Giovanni Gabrieli (1554-1612) was appointed organist at St. Mark's and composed a large body of church music for voices accompanied by string and brass instruments. He was also the first to write sonatas for instruments. One of his students was Heinrich Schütz, the great German composer, whose choral music led to that of Bach. Monteverdi (1567-1645) was the music director at St. Mark's for thirty years. The most famous piece of his large body of religious music is the Vespers of 1616 (vespers were the evening prayers of the middle ages). Monteverdi also wrote a large body of secular and dramatic music. His operas are still performed today and they led to the development of modern Italian opera by Rossini, Verdi and Puccini.

The greatest Italian instrumental composer of the baroque age was Antonio Vivaldi (1678-1741), known as the "red priest" because of his hair color. Although he composed much sacred music for his church, his eternal fame rests on his extensive chamber music and his many hundreds of concertos for one or more solo instruments and orchestra. His major position was the director of music at the Ospedale Della Pieta, a hospital and school for orphaned or abandoned girls. The school had an excellent choir and a superb orchestra. The girls were trained in music from childhood and became superb performers on the various instruments of the orchestra. They could perform the very difficult concertos that Vivaldi wrote for violin, cello, flute, oboe and bassoon. He also composed many solo sonatas and trio sonatas. Visitors to the school's concerts marveled at the musical ability of the young women performers, and we have many descriptions by important writers of the time who visited Venice. Vivaldi was so well admired throughout Europe that Bach transcribed a number of his pieces for piano solo.

With the Protestant Reformation, even greater emphasis was placed upon music as part of the church service, and the choral music was written in German, rather than in Latin text.

Martin Luther, who translated the Old and New Testaments into German so that the common people could read the scriptures, was also a talented musician. A number of his hymns were used by Bach in his church cantatas, such as "Ein feste Burg ist unser Gott" (A mighty fortress is our God) and "Die Himmel erzahlen die Ehre Gottes" (The heavens declare the glory of God).

Johann Sebastian Bach, who is universally admired as one of the greatest composers of all time, had an enormous music output. The major part of his sacred work was created for the church of St. Thomas in Leipzig, where he served as organist and choirmaster. He wrote over 200 cantatas on biblical texts or church hymns, 5 passion settings (although only the two of St.

Matthew and St. John have survived), Easter and Christmas oratorios, a number of motets, and the magnificent mass in B minor, considered by many to be the apex of western music. The cantatas were composed for church services and were choral works for both solo voices and choir. However, many of the cantatas opened with an orchestral sinfonia, and the vocal solos were accompanied by instrumental soloists and a figured base of cello and keyboard. The texts for the cantatas were biblical themes set into poetry by some of Bach's contemporaries. They express Christian doctrine such as the peaceful acceptance of death rather than its terror. A good example of such a cantata is "Gottes Zeit ist die allerbeste Zeit" (God's time is the very best time), which is referred as the Actus Tragicus for funeral service and states that "we die at the right time, if He wishes. With peace and joy I depart in God's will". The poetry in the cantatas is often admirable. The text for Cantata No.1 starts "How beautifully the morning star gleams, full of grace and truth from the Lord". Bach also composed a vast body of secular music, including orchestral suites and concertos and solo music for pianoforte, violin, cello, and flute. His well-tempered clavier of preludes and fugues for piano, and the unaccompanied sonatas and suites for violin and cello are considered by many to be the ultimate creations for these instruments.

An exact contemporary of Bach (born in the same year, 1685)

was George Frederick Handel. He composed liturgical Latin music in his youth, such as the Dixit Dominus, but turned to oratorios and operas in his later years. He wrote 17 English oratorios, based upon biblical stories, such as Israel in Egypt, Deborah, Solomon, Jeptha, and the famous Messiah. His 40 operas were based upon imaginary historical stores of pure and evil figures, with the pure triumphing and the evil being redeemed. Handel's output of instrumental music was enormous, and together with that of Bach, helped to pave the way for all future western music, leading to the symphonic and dramatic work of Haydn, Mozart and Beethoven. It is of interest that Beethoven considered Handel as the greatest composer of all time. While great music became secular from Bach onward, most of the great composers did write some church music. Haydn and Mozart wrote masses and motets. Beethoven and Brahms tried their hand at composing masses, and Mendelssohn wrote the St. Paul and Elijah oratorios. Even Wagner, not particularly known for his religious dedication, wrote the opera Parsifal, based on the Christian story of the quest for the Holy Grail.

From a study of history, it is apparent that the greatest of western art and music had its origin in the development of Christianity. The building of the great cathedrals and their adornment were subsidized by the church, as was the development of choral and instrumental music to be used in church services. In addition to patronage, however, there were a large number of extremely talented artists and musicians to carry out the assignments. These were the ages of art and music, just as our age is the age of science and technology.

Christianity did have some advantages over other religions in the development of art and music, in that some religions (Hebrew, Moslem) prohibited the pictorial illustration of God, and the representation of biblical figures was objected to, on the grounds that it could lead to idol worship. Religious books or places of worship could only be adorned by intricate painted designs rather than pictures, and these were beautifully carried out in mosques and temples. Music was considered by many religions to be a distraction to worship, or to contemplation and thought. Curiously enough, the encouragement of art and music by Christianity was, thus, largely responsible for its flowering in western civilization.

# Ambroise Paré and Jacques Guillemeau:
## The Contributions to Dentistry with Their Original Works Translated into English

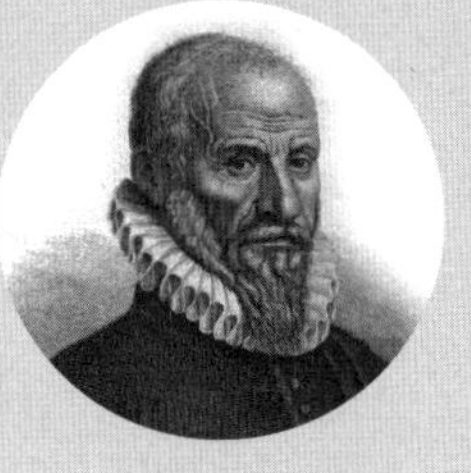

Ambroise Paré and Jacques Guillemeau were two eminent French surgeons of the Renaissance who wrote extensively on dental practice. Ambroise Paré (1509-1590) is considered to be the greatest surgeon of the Renaissance. Jacques Guillemeau (1550-1613) was his student and continued the master's innovations. They both published books in French which were highly influential in their day, being translated into many languages, including Latin and English. Paré learned, from experience, that wounds would heal better without the use of cauterization, the common approach of the previous centuries. Paré developed improved surgical instruments. His contributions to dental medicine and surgery were substantial. He developed many oral surgical procedures, including gingivectomy for the removal of hyperplastic gingival tissue. He understood the etiologic significance of calculus in periodontitis and developed a set of scalers to remove the calculus deposits on the teeth.

Paré wrote in French rather than Latin, the academic language, and this made his surgical writings available to all the surgeons who did not have a classical university background. Editions of his works appeared in 1564 (Dix livres de la chirurgie. Paris) and 1584 (Les oevres, Paris). The definitive edition of his works was edited by the French surgeon, Malgaigne in 1840. (Ambroise Paré: Oevres completes, Edited by J. F. Malgaigne. Paris, Balliere, 1840-1841. 3 volumes) However, English translations appeared early. (The Workes of that Famous Chirurgion, Ambrose Parey, translated out of Latine and compared with the French by Thomas Johnson. London, Thomas Cotes and Richard Young, 1634.)

Paré was well recognized in his time. He was chief surgeon at the Hotel Dieu Hospital in Paris and was chief surgeon to the king of France. Guillemeau, the most famous of his students, became his successor at the Hotel Dieu. His surgical works, first published in 1598, together with those of Paré, established Paris as the major surgical center for the next several centuries.

### Ambroise Paré's Writings on Dentistry

Paré describes toothache and its various causes, adhering to the more primitive concepts of imbalance of 'humours'. He cautions against rushing to extract a tooth before other methods are tried by physicians. His suggestions concerning various herbal medicines repeat the writings of Galen and Avicenna that were available to him. In describing the loose teeth and receding gingiva of periodontitis, he says the disease is incurable. He offers anecdotal reports of tooth replantation and transplantation. He writes of dental caries being caused by infection (with 'worms'), and can prevent the infection and putrefaction with acid or by cauterization with a hot wire. His detailed instructions for the extraction of teeth show a decidedly modern approach and demonstrate the advances of surgery over medicine in the Renaissance. His original text in the English translation by Thomas Johnson follows, with minor changes.

---

**Chapter 25**

**Of the Toothache**

Of all pains, there is none which more cruelly torment the patients than the toothache. For we see them often times after the manner of other bones to suffer inflammation, which will quickly suppurate, and they become rotten, and at length fall away piecemeal; for we see them by daily experience to be eaten and hollowed, and to breed worms, some portion of them putrifying. The cause of such pain is either internal or external and primitive. The internal is a hot or cold defluxion of humours upon them, filling their sockets, and thence consequently driving out the teeth; which is the reason that they stand sometimes so far forth, that the patient neither dares nor can make use of them to chew for fear of pain; for that they are loose in their sockets by the relaxation of the gums, caused by the falling down of the defluxion. When as they are rotten and perforated even to the roots, if any portion of the liquor in drinking, fall into them, they are pained as if you thrust in a pin or bodkin, the bitterness of the pain is such.

The signs of a hot defluxion are sharp and pricking pain, as if needles were thrust into them, a great pulsation in the root of the pained tooth and the temples, and some ease by the use of cold things. Now the sings of a cold defluxion are a great heaviness of the head, much and frequent spitting, some mitigation by the use of hot remedies. In the bitterness of pain we must not presently run to toothdrawers, or cause them presently to go in hand to pluck them out. First consult a physician, who may prescribe remedies according to the variety of the causes. Now here are three intentions of curing. The first is concerning diet; the other for the evacuation of the defluxion or antecedent cause; the third for the application of proper remedies for the assuaging of pain. The two former scopes, to wit, of dieting, and diverting the defluxion by purging, phlebotomie, application of cupping glasses to the neck and shoulders, and scarification, do absolutely belong to the physician.

Now for proper medicines, they shall be chosen contrary to the cause. Wherefore, in a hot cause, it is good washing the mouth with the juice of pomegranates, plantain water, a little vinegar wherein roses, balaustia and sumac have been boiled. But such things as shall be applied for the mitigating of the pain of the teeth, ought to be things of very subtle parts, for that the teeth are parts of dense consistence. Therefore the ancients have always mixed vinegar in such kind of remedies.... Wash the mouth with such a decoction being warm. You may also make troches for the same purpose after this manner... Let them all be beaten together with strong vinegar, and made into troches, with which being dissolved in rose water, let the gums and whole mouth be washed when required. But if the pain be not assuaged with these, you shall come to narcotics, which may stupefy the nerve... It has sometimes availed in swollen and distended gums, being first lightly scarified, to have applied leaches, for the evacuation of the conjunct matter, as also to have opened the veins under the tongue, or these which are behind the ears. For I remember that I, by these three kinds of remedies, assuaged great pains of the teeth. Yet there be some who in this affect open not these veins which are behind the ears, but those which are conspicuous in the hole of the ear in the upper part thereof.

Pain of the teeth arising from a cold cause and defluxion, may be helped by these remedies, boil rosemary, sage, and pellitory of Spain in wine and vinegar, and add these to aqua vita, in this liquor dissolve a little treacle, and wash your teeth therewith. Others mingle Gum ammoniacum dissolved in aqua vita with a little sandar acha and myrrh, and lay it to the pained tooth, after Vigoes counsel.

Mesue thinks that beaten garlic carried in the right or left hand, assuages the pain, as the teeth aches upon the right or left side. But I being once troubled with grievous pain in this kind, followed the counsel of a certain old woman, and laid garlic under the embers to my pained tooth, and the pain forthwith ceased. The same remedy used to others troubled with the like affect, had like success. Moreover, some think available if it be put into the auditory passage.

Others drop into the ears oil of castoreum, or of cloves, or some such other chemical oil. It is good also to wash the teeth with the following decoction.

**Rx)** Rad. pyrethra 3B. mentha et ruta an, bullion in accto, and with this decoction being warm, wash the teeth. Some like fumes better, and they make them of seeds of Coloquintida and mustard, and other like; they take the smoke by holding their mouths over a funnel. Other some boil pellitory of Spain, ginger, cinnamon, alum, common salt, nutmegs, cypress nuts, anise and mustard seeds, and euphorbium in oxycrate, and in the end of the decoction add a little aqua vita, and receive the vapor thereof through a funnel; as also they wash their teeth with the decoction, and put cotton dipped therein into the ear, first dropping in a little thereof. Some there are which affirm that to wash the teeth with a decoction of Spurge is a very good and anodyne medicine in the toothache.

I have often times assuaged intolerable pains of the teeth by applying vesicatories under the ear, to wit, in that cavity whereas the lower jaw is articulated with the upper: for the vein, artery and sinew which are distributed to the roots of the teeth, lie thereunder. Wherefore the blisters being opened, a thin liquore runs out, which doth not only cause, but also nourish or feed the disease. But if the tooth be hollowed, and that the patient will not have it pulled out, there is no speedier remedy, than to put in caustic medicines, as oil of vitriol, aqua-fortis, and also a hot iron; for thus the nerve is burnt insunder, and looseth its sense. Some affirm that milky juice that flows from Spurge made into a paste with Olibanum and amylum, and put into the hollowed tooth, will make it presently to fall away in pieces. When the gums and cheeks are swollen with a manifest tumor, then the patient begins to be somewhat better and more at ease. For so by the strength of nature, the tumor causing the pain is carried from within outwards. But of what nature soever the matter which causeth the pain be, it is convenient to intercept the course thereof with employ contra rupturam, made with pitch and mastic, and applied to the temple on that side where the toothaches.

---

## Chapter 26

## Of Other Affects of the Teeth

The teeth are also troubled with other abnormal conditions. For sometimes they shake by relaxation of the gums, or else become corrupt and rotten, or have worms in them, or else are set on edge. For the first, the gums are relaxed either by an external or primitive cause, as a fall or blow: or else by an internal or antecedent as by the deluxion of acrid or waterish humours from the brain, or through want of nourishment in old bodies. If the teeth grow loose by the means of the decaying gums, the disease is then incurable: but you may withstand the other causes by the use of such things as fasten the teeth, shunning on the contrary such as may loosen them. Therefore the patient must not speak too earnestly, neither chew hard things. If they become loose by a fall or blow, they must not be taken forth, but restored and fastened to the next that remains firm, for in time they will be confirmed in their sockets, as I tried in Anthony de la Rue, a tailor, who had his jaw broken with the pommel of a dagger, and three of his teeth loosened and almost shaken out of their sockets; the jaw being restored, the teeth were also put in their places, and bound to the rest with a double waxed thread; for the rest, I fed the patient with broths, jellies, and the like, and I made astringent gargarismes of cypress nuts, myrtle berries, and a little alum boiled in oxycrate, and I wished him to hold it a good while in his mouth: by these means I brought it so to pass, that he within a while could chew as easily upon those teeth, instead of, I heard it reported by a credible person, that he saw a lady of the prime nobility, who instead of a rotten tooth she drew, made a found tooth, drawn from one of her waiting maids at the same time, as it were taking root, grew so firm, as that she could chew upon it as well as upon any of the rest. But as I formerly said, I have this but by hearsay.

Now the teeth are corroded or eaten in by an acrid and thin humor penetrating by a plenteous and frequent defluxion even to their roots, and being there contained, it putrefies, and becoming more acrid, it doth not only draw the teeth into the contagion of its putrefaction, but also perforates and corrodes them.

The putrefaction may be corrected, if after general medicines, you put oil of vitriol or aqua fortis into the hole of the eaten tooth: or else, if you burn the tooth itself to the root with a small iron wire being red hot: you shall thrust this hot iron through a pipe or cane made for the same purpose, lest it should harm any sound part by the touch thereof, and thus the putrefaction, the cause of the corrosion, may be stayed. But if the hole be on the one side between two teeth, then shall you file away so much of the sound tooth as that you may have sufficient liberty to thrust in your wire without doing any harm.

Worms breeding by putrefaction in the roots of the teeth, shall be killed by the use of caustics, by gargles or lotions made of vinegar wherein, either pellitory of Spain hath been steeped, or Treacle dissolved also; Aloes and garlic are good to be used for this purpose.

Setting the teeth on edge happens to them by the immoderate eating of acrid or tart things, or by the continual ascent of vapors endues with the same quality, from the orifice of the ventricle to the mouth, or by a cold defluxion, especially of acrid phlegm, falling from the brain upon the teeth, or else by the too excessive use of cold or stupifying liquors. This affect is taken away, if after general medicines and shunning those things that cherish the disease, the teeth be often washed with aqua vita, or good wine wherein sage, rosemary, cloves, nutmegs and other things of the like nature have been boiled.

---

## Chapter 27
## Drawing of Teeth (Ectraction of Teeth)

Teeth are drawn, either for that they cause intolerable pains, which will not yield to medicines, or else for that they are rotten and hollowed, so that they cause the breath to smell; or else for that they infect the sound and whole teeth, and draw them into the like corruption, or because they stand out of order. Besides, when they are too deep and strongly rooted, so that they cannot be plucked out, they must often times be broken of necessarily, that so you may drop some caustic thing into their roots, which may take away the sense, and consequently the pain. The hand must be used with much moderation in the drawing out of a tooth; for the jaw is sometimes dislocated by the too violent drawing out of the lower teeth. But the temples, eyes and brain are shaken with greater danger by the too rude drawing of the upper teeth. Wherefore they must first be cut about, that the gums may be loosed from them, then shake them with your fingers, and do this until they begin to be loose; for a tooth which is fast in, and is plucked out with one pull, often times breaks the jaw, and brings forth the piece together therewith, whence follow a fever and a great flux of blood not easily to be stayed (for blood or pus flowing out in great plenty is, in Celsus opinion, the sign of a broken bone) and many other malign and deadly symptoms: some have had their mouths drawn so awry, during the rest of their lives, so that they could scarce gape. Besides, if the tooth be much eaten, the hole therof must be filled either with lint or a cork, or a piece of lead well fitted thereto, lest it be broken under your forceps when it is twitched more straightly to be plucked out, and the root remain, ready in a short time to cause more grievous pain.

But judgment must be used, and you must take special care lest you take a sound tooth for a pained one; for often times the patient can not tell, for that the bitterness of pain by neighborhood is equally diffused over all the jaw. Therefore for the better plucking out a tooth, observing these things which I have mentioned, the patient shall be placed in a low seat, bending back his head between the toothdrawers legs; then the toothdrawer shall deeply scarify about the tooth, separating the gums therefrom with the instruments marked with this letter A and then if spoiled as it were of the wall of the gums, it grows loose, it must be shaken and thrust out by forcing it with the three-pointed levatory noted with this letter B, but if it stick in too fast, and will not stir at all, then must the tooth be taken hold of with some of these toothed forceps marked with these letters C, D, E, now one, then another, as the greatness, figure, and fire shall seem to require. I would have a toothdrawer expert and diligent in the use of such toothed mullets; for unless one know readily and cunningly how to use them, he can scarce to carry himself, but that he will force out three teeth at once, often times leaving that untouched which caused the pain.

---

### Jacques Guillemeau's Writings On Dentistry

Jacques Guillemeau was born in 1550 in Orléans into a family of surgeons. He studied anatomy with Riolan and then studied surgery with Ambroise Paré. He travelled widely with Paré in the various military campaigns where Paré was the chief surgeon. Guillemeau learned a great deal of surgery during those years and was exposed to the ideas of surgeons from many countries. After this apprenticeship he settled in Paris where he eventually, following in the footsteps of his teacher, became the chief surgeon at the famous Hotel Dieu Hospital and surgeon to the king of France. His major work on surgery in 1602, "Oevres de Chirurgie" was widely read and translated into a number of languages. While Guillemeau was a famous teacher in his own right, he also served to spread the fame of his eminent teacher, Ambroise Paré.

His surgical treatise includes sections on the mouth and the management of dental problems. He described the use of files to smooth rough, sharp surfaces of teeth. He describes tooth extraction in detail, including loosening the tooth to be extracted and taking great care not to fracture the alveolus. Cotton soaked in acid is used to prevent excess bleeding from the socket. Careful instructions are given to ligate loose teeth with gold wire.

---

## Oevres de Chirurgie(1602)

Translaltion from French

Oftentimes a tooth grows higher than the other teeth, either upwards, outwards, or inwards, and the point of the tooth is so sharp, that in speaking, it either hurts the tongue or the lips. Also the teeth sometimes are rough and ragged on top, and should be filed to make them as smooth as the others. And conveniently to use the file thereon and to not cause the tooth to shatter in the filing, we must hold it fast with our fingers, laying certain pieces of linen on the gums onto the roots of the tooth. We must file all such teeth which extrude themselves externally and will not be contained in the semicircle of the other teeth, or those which are broken, and a little piece still remains in the place, lest they might chance to damage the tongue or the mouth. Concerning the supernatural teeth, because it takes great pains and labor to file them, it is also sometimes dangerous to draw (extract) them because they are commonly grooved and stick very fast in the cheekbone. We cut them with our cutting Pelican, or instruments which are composed and made only for this purpose. We all used to break the teeth sometimes in place of cutting them, with such instruments that we had made for us previously. But the best way is to cut them off, by whatever means can effect it. The pain of the teeth is sometimes so severe and intolerable because the tooth is corrupted, pierced, and hollowed out, and the person is almost frenzied. Considering that there is sometimes no remedy to be had for the relief of this pain, he is then aggreeable to have the tooth extracted, which is the most certain way of relieving the pain.

When we therefore decide to extract a tooth, we must have the person sit in such a way that is most convenient, and make the choice of the corrupted and rotten tooth, because we do not wish to take the wrong one by mistake. We must loosen the tooth from the gums and fill up the cavity of the tooth with a little piece of lead or a piece of cotton, to reduce the chance that the Pelican will break through the hard part of the tooth. We must gently and easily bring the tooth drawer together, lest the tooth chance to break, and then drawing the aforesaid tooth a little aside to pull it out, because if you vigorously waggle the tooth up and down, part of the cheekbone where the root stood fast, might easily be broken. Wherefore we will not wish to draw the tooth out violently, as we might pluck out of joint the lower cheekbone (mandible) and cause great perturbation in the uppermost bone, even to the eyes. The tooth being drawn, we must, with both our fingers, shut and join together again the gums and cause the patient to wash his mouth with a little Oxycrate, wherein we must also put in a little salt. If there is any effluxion of blood, we should not consider it a small matter, because I have known some to bleed to death. The best remedy that I have ever known to be used is this; that many times we must thrust therin some cotton which has been soaked in lemon juice, which we must always put in that place out of which the tooth has been drawn.

And touching the convenience of ligation, or tying of the teeth to join them together and to make fast those teeth that are loose and grow to be moveable and may be waggled up and down, and also to insert any therein which are made by art; all this made conveniently effected in this manner. We use a fine gold wire, of fine continental gold, which may easily bend and bow between the aforesaid teeth without any violence. First double the wire, laying the same with the duplication between the forward teeth, and then bring both ends to that tooth which is loose, whether it be one or more, until such time as we have drawn unto the sound teeth, one on each side. Then we must reduce the wire unto the sound tooth from which we took our original, gently drawing the wire together close to the roots of the teeth, particularly the loose one. That being done, we must cut both ends of the wire that are together with a pair of shears, and wind the rest thereof round about the bound tooth as close to the root so that it will not perturb or hinder the tongue. If the teeth ar not only loose, but being fallen out, we may insert them in their place and tie them with a gold wire, as described before.

---

# Philip Barrough:
## Elizabethan Physician with the First English Book on Medicine

Philip Barrough was an Elizabethan surgeon and physician who, in 1587, published the first book on medicine in the English language. In addition to a comprehensive presentation of the overall knowledge of medicine of the time, Barrough devoted several chapters to the diagnosis and management of diseases of the teeth and diseases of the mouth and oropharynx. Very little is known about the life of Barrough, such as the dates of his birth and death and where he practiced medicine. It is curious that despite his major contribution to medicine, and the fact that his book went into seven editions, his name is not even mentioned in the major histories of medicine, such as those of Garrison, Castiglioni, Major, and Mettler. This paper attempts to place Barrough in his proper place in the history of medicine, and

**to emphasize his overall knowledge of medicine as well as his concern about diseases of the mouth and teeth.**

Philip Barrough was an Elizabethan physician and surgeon who wrote the first textbook on medicine in the English language. Very little is known about his life, and, despite his obvious contribution to Elizabethan medicine, his name does not even appear in the major, supposedly comprehensive, textbooks on the history of medicine, such as those of Garrison (5), Castiglioni (3), Major (6), and Mettler (7). He does not even appear in specialized treatises devoted to the history of medicine in Tudor and Elizabethan times (4).

All we know about Philip Barrow is that his father was one John Barrow of the county of Suffolk. His birth and death dates are unknown, but there are records that he obtained a license to practice surgery from the University of Cambridge in 1559 and a similar license from Cambridge to practice medicine (physick) in 1572. It may be suggested that he probably practiced medicine in London. His book was dedicated to Lord Burghley, Queen Elizabeth's major advisor and friend. It is possible that Barrough served as a physician to Burghley.

The first edition of Barrough's text appeared as a folio in 1583. Imprinted at London by Thomas Vautroullier dwelling in the Blacke-friers by Ludgate. Its full title was "THE METHOD

OF PHYSICK, CONTAINING THE CAUSES, SIGNES AND CURES OF INWARD DISEASES IN MAN'S BODY FROM THE HEAD TO THE FOOTE. Whereunto is added, the forme and rule of making remedies and medicines, which our Physicians commonly use at this day, with the proportion, quantity and names of each medicine." There are eight books, divided into very many chapters. Book one covers diseases of the head, and has 49 chapters, starting with "Of paine in the head" (Chapter1) and ending with "Of a stinking mouth" (Chapter 49). Book two covers diseases of throat, lungs, heart, and breasts in women. Book three covers diseases of the stomach and internal organs. Book four covers fevers and communicable diseases. Book five covers abscesses, gangrene and tumors. Book six covers syphilis (Morbus Gallicus). Book seven covers the making of medicinal pills, syrups, powders, etc. Book eight is a list of all the medicines that are available, and their uses.

The dedication to Lord Burghley was profusely flowery and long, with many classical Greek literary and historical references – " ... to the Right Honorable and his Singular Good Lord and Master, the Lord Burghley, high Treasurer of England, Knight of the most noble order of the Garter, and one of the Queen's Majesties most honorable privy Council: Philip Barrough wisheth all healthe, with long life, and increase of honour." Barrough writes in the dedication that "it was not the affectation of any popular praise, but an honest zeal to benefite my countrymen, which begoth in me this desire to publish this worke."

A Preface to the Reader is also filled with classical references, indicating that Barrough was a scholarly and extremely well educated person, and that the book was to be read and appreciated by well-educated persons. He makes many wise observations in the Preface. He considers that because the study of medicine of his time follows the general approach of Galen, with emphasis on the constitution of the body, the diversity of temperatures, the variety of diseases, the causes, signs and symptoms of these diseases, the physician may imagine that, by his studies, he has acquired as much knowledge as a physician requires.

Not so, according to Barrough.

> When they shall go into the commonwealth to practice, when they shall meet with diseases that Galen never dreamed of, when they shall view the marvelous and secret affections and properties of men's bodies, the sudden and momentous changes of the same (which a man can scarcely follow with his mind), when they shall perceive that in respect of the strange temperature of the body, and the violent alteration of the same, they scarcely can aim at the disease... will they not concede then, that their Art is imperfect, will they not acknowledge (think you) that as experience was the ancient

> beginner of medicine [Physick], so that now it is the true and sincere accomplisher of the perfection of the same?... that Art is weak without practice.

This emphasis by Barrough on the equal importance of practice over education is essentially the view of modern medical education. Barrough also points out that a decadent life-style will inevitably lead to disease, idleness, immoderate feasting, pursuit of sex ("unsatiate executing of the follies of Venus"). He also understands that often, a disease may occur in old age that was the result of factors affecting the body during youth.

Barrough had a reasonably lucid understanding of many conditions, although he was unable to successfully treat many of them. He describes many different types of headache, including Migrime [Migraine] (Chapter 13).

> This pain cometh often by fits, and in some the grief is felt without the skull, in some within deep in the brain, and in some other nigh to the temples in the muscles there. This pain is caused by ascending and flowing of many vapours or humours either hot or cold, either by the veins, or by the arteries, or by both.

In chapter 14 (Of Vertigo and swimming in the head) there is a discussion of visual problems called Scotoma. Chapter 16 (Of the Lethargie) and chapter 28 (Of Melancholy) offer a good clinical description of depression.

In Book 5, chapter 26, there is a good discussion of "cancerous tumour". Barrough writes that in the beginning of these cancers they are sometimes so confusing and so small that persons may be ignorant of their existence, for they may resemble the size of a pea. But afterward they grow to such great size from the roots, that anyone can diagnose them.

> The veins in this evil do swell on every side, and are greatly stretched out, and they do resemble the likeness of a Crab. A cancerous tumor is hard and unequal... Cancer or carcinoma generally is a grievous and pernicious disease…, for it can scarcely be healed any way... This disease is wont to happen in every part of the body, but especially in the upper parts, about the face, the nostrils, the ears, the lips, and about the pappies of women.

He states that cancer can only be cured by being "plucked up by the roots" by surgery. Internal cancers cannot be cured because they recur.

The chapters on diseases of the teeth and mouth are well presented, including toothache, halitosis, caries and periodontitis.

## Chapter 46
## Of Paine in the Teeth

Toothache (as Galen saith) amongst other pains that are not mortal, is the most cruel and grievous of them all. It is caused sometimes of hot or cold distemper. Also many times through flowing of humors out of the head unto the roots of the teeth, which with their sharpness either do gnaw about them, or else with their abundance they engender like grief in the teeth, as if inflammation were about the fleshy parts. Pain in the teeth is sometimes without inflammation of the gums, sometimes in the sinew wherein the roots are planted.

Many prescriptions are offered for the relief of the pain, including poppy seeds.

## Chapter 47
## Of Teeth that be Black and Loose

Sometimes the teeth be swart and blacke throughout their substance, not unlike a certain inflammation of the patients. Through flowing of vicious humors the teeth be loose, sometime through a stripe or fall, sometimes through flowing of moistness, which looseth the sinews and ligaments and maketh the teeth loose; or else gnawing and weakness of the gums in which the teeth are set, causeth them to be loose. The cure of vicious humors must be begun with purging. Afterward, if the teeth are swart or rusty, you must divide the corrupt humors which flow to the teeth, with drying medicines, as is licium, frankincense, mints, galls, masticke, myrrh, nigella, and such like... beat them into powder, and rub the teeth therewith, or commix them with Venice turpentine and anoint them therewith.

Many different prescriptions are offered for toothpowder and mouthwash.

---

## Chapter 48
## Of Ulcers in the Mouth

The ulcers which are bred in the upper part of the mouth, and have a certain burning heat, in Greek are called Aphthae, and of the barbarous sort Acoela: some be whitish, and some reddish, and some blackish, and these be most perilous of all other. They engender for the most part in infants and sucking children, when either the nurses milk is naught, or the child cannot well digest it. Also they chance sometime to them that be of perfect age [adult] as well through great flux of vicious and corrupt humours of the mouth, as also through sharpness of those things that are eaten and drunk. The tokens [signs] are easy, because they be known by sight and feeling. If you touch it, the places will seem hotter than they ought to be, and there is swelling.

A variety of astringent mouthwashes are suggested.

---

## Chapter 49
## Of a Stinking Mouth [Halitosis]

There is a grievous and stinking savor of the mouth, caused for the most part through putrefaction of the gummes or teeth, or through meat sticking still to the teeth. Many times it cometh through hot distemper of the skin of the mouth; sometimes also through corrupt and rotten humours sticking in the mouth of the stomach. It chanseth also many times the ulceration of the mouth or lungs doth hurt the breath of the mouth or lungs. If stinking of the mouth chance through putrefaction either of the gummes, or teeth or of meat sticking to the teeth, it is soon knowne either by sight or by the patient's tale. If it be caused by a hot distemper of the mouth, then heat is felt in the mouth, and thirst troubleth him. If through vice of the stomach, then the breath of the mouth is more grievous and stinking before meat than after meat. Ulcerations of the lungs are knowne by extenuation of the body, and by coughing. In the diet the patient must avoid all things that do readily engender corruption in the mouth or stomach, as is, milk, fish, almost all fruits, marrow, fat, naughty water, and such like. Let the meats therefore which they use be of good juice, and easy to digest; but they must use meats rather roast than sodden. In the end of dinner or supper they may eat pears, quinces, and such like, especially if the stinking savor come from the mouth of the stomach. Let them eschew sleeping by and by after meat. If stink of the mouth come through corruption of the gummes or teeth, if there be fullness of the body, first draw blood out of the Cephalic vein, and then fasten cupping glasses to the neck; but if the body be full of evil juice, purge the humour that doth abound with a convenient medicine. The body being purged, use outward medicines, especially collutions and wastrels, which in this case seem to be marvelous good.

Prescriptions include red roses, plantain, pomegranate, galls, cypress nuts, rock alum. These are all mixed into a solution to wash the gums and teeth every morning and evening. Also washing with water mixed with vinegar is suggested. A decoction of mints in water and vinegar is suggested to produce sweet breath and also to make the teeth white.

---

Chapter 1 of the Second Book (Against the inflammation of the columella) describes a severe inflammation of the uvula and throat, suggestive of streptococcal oropharyngitis or viral oropharyngitis.

Chapter 3 of the Second Book (Of inflammation of the tonsils) is a reasonable description of tonsillitis.

The following few chapter present inflammation and ulceration of the throat. Diphtheria fits some of these descriptions.

Development of Surgery and Medicine in Elizabethan England: The Milieu in which Barrough Studied and Practised Medicine.

A Guild of Barber Surgeons was founded in England prior to 1300, as were other guilds. In 1462 the guild was incorporated and thereafter referred to as the Company of Barber-Surgeons. In 1540 this Company was united with the Guild of Military Surgeons by an Act of Parliament, forming the United Company of Barbers and Surgeons. Barbers were not to practice surgery and vice versa. Surgeons had to be licensed to practice, and there were a number of licensing bodies — the Universities of Oxford or Cambridge, the Barber-Surgeon Company, the Royal College of Physicians (founded by Henry VIII in 1518), and Bishops (since the early physicians were also churchmen). The earliest English surgeon that we know about was Thomas Vicary (1495-1562). He taught anatomy and was appointed chief surgeon to Henry VIII. He also became governor of St. Bartholomew's Hospital, after it had been removed by Henry from the jurisdiction of the Roman Catholic Church. He wrote the first English book on anatomy, but it was a poor compilation of earlier medieval authors. Vicary was followed as an anatomy teacher by John Caius, who was a scholar and went to Italy where he studied with Vesalius and Renaldo Colombo. Later surgeons of eminence were Thomas Gale (1507-1587), John

Banester (1533-1610), George Baker (1540-1600), William Clowes (1544-1604), and Peter Lowe (1559-1610).

The Elizabethan surgeons were familiar with the works of Guy de Chauliac and Ambroise Paré. Banester was both physician and surgeon and he attempted to improve the reputation of surgeons by training them in medicine. Surgery was a practical discipline at the time. The surgeons were subservient to physicians because of their lack of medical education. They were forbidden to administer 'inward' medicines. Only physicians could prescribe drugs, because of their medical education.

Clowes was probably the most eminent surgeon of the Elizabethan age. He was trained by apprenticeship in the Barber-Surgeons Company and studied anatomy following his certification as a surgeon. After a military career in France and several years as a naval surgeon, Clowes received an appointment as a surgeon at St. Bartholomew's Hospital in London. He published a treatise on syphilis in 1576 that went through several editions. He had studied many cases of the disease during his military career, and he treated them with mercurial drugs. He also wrote about scurvy and the major effects it had on the gingiva and the teeth. He understood that scurvy was caused by some dietary deficiency and treated his patients with fruit juice (that we now know to be rich in vitamin C).

Medicine started in England with Thomas Linacre (1460-1524), the great humanist scholar of English medicine. As a

Fellow of All Soul's College of Oxford, he had travelled to Italy, where he studied and translated many of the Greek medical treatises into Latin, as well as receiving a medical degree. When he returned to England, he became physician to Henry VIII and with Henry's assistance founded the Royal College of Physicians in 1518. Henry was not only well educated, but is supposed to have had a reasonably good knowledge of medicine. Linacre knew all the great scholars of his age. Thomas More was his student and Erasmus was his patient. Another early physician was Andrew Boorde (1490-1549), educated at Oxford and trained in medicine during his travels on the Continent.

John Caius (1510-1573) followed Linacre as the most eminent physician in England. Like Linacre, he travelled to Padua, following his education at Cambridge, and received his medical degree. On his return to England, he was requested by Henry to offer the first course of public lectures on the new anatomy that he had learned from Vesalius. With the wealth that he acquired in his very successful practice of medicine, he endowed the College of Gonville and Caius in Cambridge. Caius was a true scholar of medicine, but unlike Linacre, he believed that experience and observation was as important as scholarship. Caius also wrote treatises in English.

Another eminent physician of the age was William Gilbert (1544-1603). He was physician to Queen Elizabeth and President of the Royal College of Physicians, but his major interest was in science rather than medicine. His book "De Magnete" was the first insight into the phenomena of magnetism. He was able to explain to his friend Sir Francis Drake how the compass needle could be used at sea to discover latitude and give some idea of the ship's position.

While there were a number of well educated and knowledgeable physicians in Elizabethan England, none save Philip Barrough undertook to write and publish a comprehensive book on medicine, incorporating all the classical medical knowledge of the time, as well as the personal experience of an active practitioner. Barrough has the book well organized into both regional and organ disease states. In his chapters on diseases of the head and neck, he gives us an insight into the management of dental and oral conditions, as practised at that time. It is incredible that the author of the first English book on medicine has been completely ignored by the major medical historians. Barrough's book must have been widely read during his time, since it went into seven editions.

# Leeuwenhoek and Vermeer, An Association of Genius

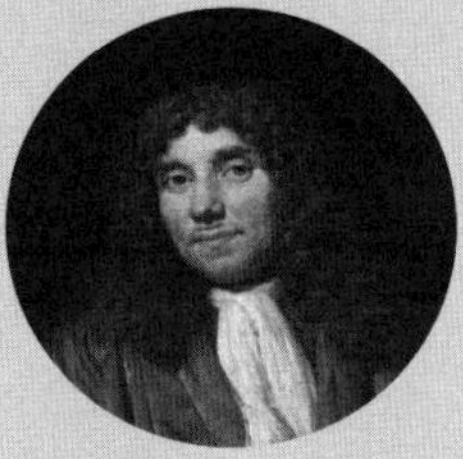

**Antony van Leeuwenhoek, the inventor of the microscope and originator of the microscopic sciences, had an interesting association with the great Dutch artist, Vermeer, whose paintings were recently displayed in major exhibitions in Holland and the U.S.A. Leeuwenhoek is of particular interest to dental medicine for the first description of the oral bacteria and the first microscopic description of the stratified squamous epithelium of the oral mucosa, with its different layers from stratum germinativum to stratum corneum.**

During the past year, in comprehensive exhibitions of his paintings in the United States and the Netherlands, Vermeer has gained new celebrity as one of the greatest artists of all time. Yet very little is known of his life that might give us some understanding of his professional or personal activities. We know almost nothing about his personal life, the nature of his occupation and how he was able to support his large family. We know even less about his relationships with other artists of the time – who his teachers might have been, and to whom he might have taught some of his unusual skills. We do know that an artist, Leonaert Bramer, was a witness at his marriage. Whether he was a teacher of Vermeer is mere conjecture. One relationship that he seems to have had was with the local businessman, Antony van Leeuwenhoek, who was destined to become one of the greatest scientists of all time, as well as an extremely important figure in the history of dental medicine. His discovery of bacteria came from the visualization of the oral bacteria in deposits on his teeth. He was also the first person to see and understand the structure of stratified squamous epithelium, writing of a germinal layer at the base and a keratinized layer at the surface.

It is this unusual relationship that is fascinating – two genius whose enduring accomplishments were carried out largely in their spare time. We know that Leeuwenhoek fabricated superb lenses as a hobby and then used these lenses to explore the microscopic universe. Vermeer's total lifetime output of paintings was less than thirty-five, there is no evidence that any of these were sold, and there is no evidence that he received commissions to do portraits of individuals or groups, suggesting that his primary occupation was that of a businessman.

There are many striking similarities between Vermeer and Leeuwenhoek. Both Johannes (Jan) Vermeer and Antony van Leeuwenhoek were born in the Dutch city of Delft in October of the year 1632. The two can be said to have been born almost simultaneously, since their names both appear on the same page of the Registry of Births in the New Church of the city of Delft for that year. Vermeer's father was Reynier Janszoon Vos Vermeer, a silk weaver and art dealer, and member of the guild of St. Luke. He also ran a tavern called "Mechelen" on the market square in Delft, where he lived with his family in the upper floor of the building. Vermeer's mother, Dignam Balthasars, had come from Amsterdam. Vermeer was the second and last of their children. It is likely that the son gradually planned to follow an occupation similar to that of the father, and did so upon the latter's death, but his enormous talent as an artist soon emerged and he became a member of the guild of St. Luke as a master artist. He also became somewhat of an authority on matters of art and on several occasions was called upon to authenticate paintings and assess their value. In 1653 Vermeer married Catherina Bolnes, whose mother Maria Bolnes-Thins was divorced from an apparently abusive husband. She was probably reasonably well-off financially and could help her daughter and son-in-law. Vermeer converted to Catholicism to please her. At her death, Vermeer and his family moved into the mother-in-law's home. Catherina was a good-looking woman and it is likely that she served as a model in many of Vermeer's paintings, usually pregnant with one or other of their eleven children. While there is written evidence of Vermeer as an art expert, there is no evidence that he sold any of his paintings during his lifetime. At Vermeer's death in 1675, at the relatively young age of forty-three, he was bankrupt and 19 paintings that were bequeathed to his wife and mother-in-law were sold to pay off some of his debts. They managed to keep one of the paintings – the 'Artist in his Studio', with the artist a likely representation of Vermeer himself. In all, he left twenty-nine pictures by his own hand and some by other artists that were in his possession, including paintings by van Baburen and Terbruggen. In 1676 van Leeuwenhoek was named the trustee of Vermeer's estate, suggesting a close relationship with the artist and his family. Other evidence of a close relationship is the current consensus that Leeuwenhoek was probably the model for Vermeer's paintings of "The Astronomer" and "The Geographer".

Antony van Leeuwenhoek was an active businessman in the city of Delft for many years, dying in 1723, at the age of ninety-one. He ground lenses as a hobby and was able to construct a primitive single-lens microscope using his fine lenses. The primitive microscope was essentially a brass plate in which a small lens was mounted. The lens was held up to the eye, and the specimen to be studied was placed on the other side of the lens on a movable rod. The specimen was illuminated by direct light, but there is substantial evidence from Leeuwenhoek's descriptions, that he bounced that light off his specimens, creating brightly Illuminated objects against a dark background. This technique, of course, is now referred to as dark-field illumination and is routinely used to study living cells and microorganisms. Over his long lifetime he is said to have built some 400 microscopes, many of which remain today, so that his technical skills can be evaluated. With a magnification of approximately 200 times, he was able to see bacteria, protozoans, the sperms in semen, the erythrocytes in blood and the cellular structure of both animal and plant tissues. Leeuwenhoek can, arguably, be considered the father of parasitology, histology, microscopic pathology, hematology, microbiology and many aspects of animal and plant biology. Leeuwenhoek was an excellent draughtsman, capable of making detailed and accurate drawings of the microscopic organisms and cells that he was able to study with his microscope. Leeuwenhoek, in addition to his discovery of the microscope and the microscopic sciences, was extremely well educated in many other sciences, including astronomy ad geography. A painted portrait of 1686 by the Dutch artist Johannes Verkolje shows Leeuwenhoek seated next to a celebrated globe similar to that in the Vermeer painting of the astronomer. Leeuwenhoek was self-taught in the arts and sciences of the day, having no facility in Latin, and being able to read only those classical scientific treatises that had been translated into Dutch, or the newer works written in Dutch. His lack of classical scholarship made it impossible to convince his peers in Holland that he was a true scholar, making spectacular discoveries.

Fortunately, he sent some of his observations to the Royal Society in England, where they were immediately recognized as discoveries of enormous importance and were translated into English and published in the *Philosophical Transactions of the Royal Society of London*. The Royal Society had recently been founded by the chemist Robert Boyle, and the leading scientists of England became the initial membership of the group. It became the major organization in the seventeenth century for the evaluation and appreciation of notable scientific advances, and these studies were published in the *Transaction*. Leeuwenhoek's great letter reporting his discovery appeared in 1677. It was a letter to Henry Oldenburg, secretary of the Society.

> In the year 1675 I discovered living creatures in rain water that had stood but few days in a new earthen pot...

Robert Hooke (1635-1703) became the secretary of the Royal Society in 1677 and held the position until 1683. He was a brilliant scientist and also made many notable microscopic discoveries with microscopes that he developed. A book of his discoveries, with excellent illustratons, appeared in 1665, with the title "Micrographia". Hooke was a very capable observer, but lacked the imagination of Leeuwenhoek to interpret many of his findings. However, Hooke would certainly have been able to appreciate Leeuwenhoek's discoveries, and probably played a role in their publication in the *Transactions of the Royal Society.*

In a letter of 1678 to Nehemiah Grew, Leeuwenhoek described the layers of the skin, emphasizing the germinal layer, and the presence of sebaceous ducts excreting fluid to the keratinized surface.

> In a previous letter I set forth my opinion on the outer skin, to wit, that it was growing continually from the bottom layer, and scaled from the top. I now judge the sole reason why tubes develop in the outermost layer of the skin to be that this layer is rendered hard and dry by the air or dryness so that the moisture deviates a little and makes a little tube or canal till it arrives at the place where it finds an opening or can break through, for the substance is expelled in many more places than there are tubes in the other skin.

This shows a remarkable understanding of the histophysiology of the epidermis by someone who has seen its structure for the first time.

In 1683, in a letter to Francis Aston, he described the various oral bacteria that contribute to gingivitis. He found the bacteria in the white deposits (materia alba) that he could see on his teeth. These deposits surprised him, since he cleaned food from between his teeth regularly with a toothpick and rubbed the teeth with salt.

> ...there sticketh or growth between some of my front ones [incisors] and my grinders [molar] (whenever I inspect them with a magnifying mirror), a little white matter, which is thick as if it were batter. On examining this, I judged (albeit I could discern nought a-moving in it) that there were living animalcules therein. I have, therefore, mixed it, at diverse times, with clean rain water (in which there were no animalcules), and also with spittle, that I took out of my mouth, after ridding it of air bubbles (lest the bubbles should make any motion in the spittle): and I then most always saw, with great wonder, that in the said matter there were many very little animalcules, very prettily a-moving.

Several types of bacteria are described and illustrated, including the oral spirochetes, fusiform bacilli, cocci and actinomycetes.

It is of particular interest to the history of dentistry that the entire field of bacteriology emanates from the initial discovery of the oral microorganisms in deposits on the tooth surface.

Curiously, Vermeer also had some acquaintance with lenses. It is now generally accepted that he often used the Camera Obscura in planning his paintings. This is an optical device that can accurately focus a scene on a small flat surface, such as a canvas. The Camera Obscura gave the artist an overall view of the scene with appropriate perspective. One of the major aspects of his brilliance, according to the critics, has been his command of perspective throughout his canvas. At times, he exaggerated the perspective to emphasize certain features, but the Camera Obscura, through its lens, gave him an unerring exactness of the scene that he was to reproduce in a one-dimensional medium. It is unlikely that he used the Camera Obscura to outline the actual painting, but he probably used it to give him a general approach to the relationship of objects in portraying a three-dimensional reality through appropriate presentation and manipulation of the elements of perspective. There is little doubt that Vermeer's canvases represent real scenes and real people rather than images produced by imagination. Brilliant color, attention to the smallest details, such as maps, musical instruments, and hanging paintings, and the portrayal of light falling on objects are other measures of Vermeer's great skill as a painter. His paintings, for the most part, present tranquil scenes and leave the viewer with a feeling of serenity and peace.

The interest of both Leeuwenhoek and Vermeer in lenses and the many interests of Leeuwenhoek in astronomy and the physical sciences reflect some of the major scientific accomplishments of the age, many of which occurred in Holland. Christian Huygens (1629-1695), one of the greatest scientists of the age, was born in The Hague three years before Leeuwenhoek and Vermeer. He had a major interest in lenses and developed an improved telescope by a new method of grinding and polishing lenses to give cleaner definition. It is probable that Leeuwenhoek became aware of these advances in lens grinding and utilized them in his own work. Huygens' interest was in the stars and planets rather than in the microscopic world, and he made major discoveries with his improved telescope, such as the Orion nebula, the rings and satellite of Saturn. He also developed the fundamental laws of optics, and developed the pendulum to regulate clocks. Like Leeuwenhoek, he became a member of the Royal Society of London.

One cannot write about Leeuwenhoek or Vermeer without mentioning the historical milieu in which they lived and worked. Delft, in 1632, was a peaceful and prosperous city, similar to Amsterdam and other Dutch cities, However, Europe was in the midst of the brutal Thirty Years War, considered by many historians to be one of the most savage and barbarous struggles of modern civilization. Murder, rape, torture, famine and disease were not only described, but were illustrated by Jacques Callout and other artists of the time. Holland was a model of religious tolerance for the age. Even excommunication for heresy did not result in the unspeakable torture and death practiced in many other parts of Europe, and Jews were even allowed to maintain their synagogues.

In 1672 Louis XIV of France attacked Holland. The French invaded and occupied a large portion of Holland, and the atrocities they committed were well recorded by the artist Romain de Hooghe. William III of Oranje was able to save the country and force the treaty of Nijmegen in which France gained nothing, and Holland survived to become a prosperous and free nation, competing with all the major maritime powers. Vermeer died in 1675, before the victory over France, but Leeuwenhoek lived on for many years to gain fame for himself and to enjoy the prosperity of the nation. When his fame had spread throughout Europe, the Dutch finally published a comprehensive edition of his works (in scholarly Latin, "Arcana Naturae", which he was, of course, unable to read) with an impressively heroic frontispiece. This was in sharp contrast with Vermeer, who was relatively unappreciated as an artist during his lifetime, and was ignored by the major art historians until the latter part of the nineteenth century, when the French impressionists began to be admired. Van Gough was actually one of the first artists to admire the few works of Vermeer that he saw in Dutch museums. Vermeer paintings could be bought at that time for ridiculously small sums, and dealers often claimed that his paintings were those of more famous Dutch artists contemporary with Vermeer, so that the price could be higher.

One conclusion that can be drawn from the story of these two enormously gifted people, is that major accomplishments will eventually become universally recognized. Leeuwenhoek, who lived to the age of ninety-one, was able to enjoy some fame during his lifetime. Vermeer, who died young, did not enjoy any national or international fame during his short life, and it took some two hundred years for his creative talent to be fully appreciated.

# Chemist Robert Boyle and His Interest in Oral Health

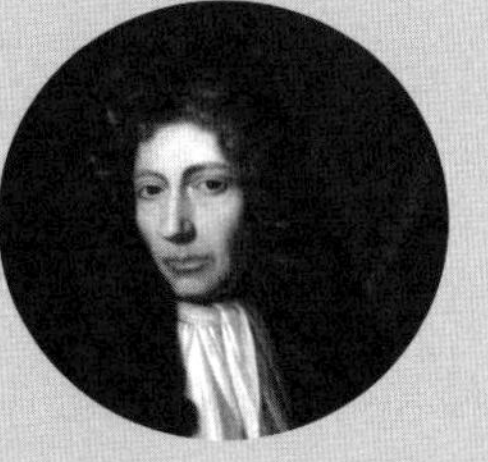

Robert Boyle (1627-1691) was one of the greatest scientists of the seventeenth century and the father of modern chemistry. He led the revolution to accept only those theories that could be subjected to scientific experimentation and the data verified by exact measurement. Boyle was not only one of the great chemists of all time, but also became interested in astronomy, biology and medicine, following his discovery of natural philosophy in his early twenties. He interacted with all the great minds of that age and eventually was responsible for helping to found the Royal Society, where they could all share their knowledge and publish their brilliant new discoveries. Boyle was one of this group of "Renaissance" scholars and scientists who were each able to make major contributions in many different disciplines. Boyle's own discoveries and technical innovations were notable and often ushered in new approaches to existing scientific disciplines. From studies of the properties of air, he developed the formula that the volume of a given amount of gas varies inversely with pressure exerted upon it (Boyle's Law). We now accept this equation pv = kt as a fundamental law in physical chemistry.

Boyle also sought a theory of matter based on particles and their motion, a truly advanced concept for his time. Boyle also studied physiological, biological and medical topics and attempted to develop and evaluate medicaments for various diseases. Since he was not formally trained in medicine, as were several of his brilliant contemporaries, such as the famous philosopher John Locke. Boyle's medical writings may lack the innovation and brilliance of his other accomplishments. However, his writings on medical topics, such as his chemical studies of blood and urine, impressed several of the eminent physicians of the time, who understood that the future of medicine was going to depend on physics and chemistry for a proper interpretation and understanding of health and disease.

In his later years Boyle wrote extensively on philosophy and religion, as did his famous contemporary, Isaac Newton. However, Boyle's fame rests upon his major discoveries in chemistry and physics. Boyle's published works comprise fourteen volumes in a recent edition, including his popular book, "The Sceptical

Chymist". There are also six volumes of Boyle's correspondence in a recent edition.

### Family History

Boyle's family history is of some interest, since it helps to explain his wide knowledge and his leisure to pursue and subsidize his various interests. He was born into an extremely wealthy Protestant family in Lismore Castle, Munster, Ireland on January 25, 1627 as his parent's fourteenth and last child. His father was the Earl of Cork, one of the wealthiest men in Great Britain. The young Boyle was brought up with all the educational advantages that wealth could offer. As a child, he was sent off to the countryside to be brought up by private tutors. He learned to speak Latin and French by the time he was eight years old. He was then sent to Eton College for three years, together with an older brother. they then traveled abroad — to Geneva and Florence, and he was in Florence when Galileo died in 1642. Boyle had learned Italian to study Galileo's work and he became very impressed with the writings of both Galileo and Copernicus. He also developed a strong dislike of the Catholic Church for their mistreatment of Galileo.

Boyle's father was given many major honors by the English government, including the appointment of lord high treasurer. However, he died before Robert returned to England in 1645, leaving his son large estates in Ireland and the manor of Stalbridge in Dorsetshire. After some problems in travel related to civil unrest in England, Boyle eventually settled into his manor home.

At this time, England was undergoing its civil war between the forces of king Charles 1 and Parliament, eventually resulting in victory by the Parliament forces under Oliver Cromwell and the subsequent trial and execution of the king, with his replacement by the English Commonwealth under Cromwell.

When Boyle returned to his manor home he decided to devote his life to study and scientific research, and had the wealth to do this. He took part in meetings with a group of brilliant scholars who met in London and in Oxford, forming what they called an Invisible College, which was to eventually develop into the Royal Society.

Boyle equipped his manor home with a laboratory and later, at Oxford hired a brilliant young man, Robert Hooke to be his assistant. Hooke did not come from a wealthy background and welcomed the opportunity to develop his knowledge and technical skills. Hooke was an adept technologist and constructed all the major equipment that served to produce Boyle's famous experiments. Hooke produced the vacuum pump that was used to prove the experimental existence of a hitherto questioned vacuum and its demonstration of many unusual qualities, such as the killing of small animals and the prevention of combustion. Hooke eventually went on to become a celebrated scientist and was the first to study living cells under the microscope.

After living in Dorsetshire for several years, Boyle moved to lodgings in Oxford to be closer to the many great minds that lived there and were part of the so-called Invisible College. His home in Oxford was selected by his sister, Katherine (Lady Ranelagh), who was thirteen years older than Robert and took a strong interest in looking after Boyle, who never married. In 1668 he left Oxford and went to live in London with his sister, Lady Ranelagh. One of his neighbors was the eminent physician Thomas Sydenham. He continued his writing until his health failed and he died in 1691. In his will he endowed a series of lectures, now known as the Boyle lectures.

### Boyle's Pneumatic and Chemical Achievements

Boyle's fame is based on his achievements in chemistry. Not only did he promote the scientific investigation of natural phenomena, but he developed many new principles through his research. With the construction of the "Pneumatical Engine" or vacuum pump in 1659. Boyle was able to study the features of air.

He found that air could be compressed and that there was a direct relationship between the volume of the air and the amount of pressure exerted. This led to the pv=kt equation for gases. Boyle also discovered the importance of air in the propagation of sound. He discovered the expansive force of freezing water and carried out studies on specific gravities and refractive powers, on crystals, on electricity, on color, on hydrostatics, and many other topics in chemistry and physics. He used the vacuum pump to study the chemistry of combustion. He developed a concept of elements as the indecomposable constituents of all matter, and supposed that elements were ultimately composed of particles of various sorts and sizes. He understood the difference between compounds and mixtures of materials and developed methods to detect their ingredients. This was the beginning of applied chemistry.

### Boyle's Medical and Physiological Achievements

Boyle's contributions to medicine were substantial, based upon his influence in securing a proper physical and chemical basis for the study of the body in health and disease. Among Boyle's major medical and physiological accomplishments were the study of respiration and the importance of air (oxygen had not yet been discovered).

Boyle carried out extensive and detailed studies on blood and on urine. He carried out dissections of animals and fishes and found himself satisfied with the concept of the circulation of the blood, as originally demonstrated by Harvey. He discovered that biological and anatomical specimens could be preserved in alcohol; several of his specimens were preserved for many years in the Museum of the Royal Society in London. Boyle believed in simple medicaments for diseases, rather than mixtures of many substances used at the time, where it would be impossible to know which of the ingredients exerted a beneficial or harmful effect. He offered large numbers of medicines for many disease states, including oral diseases.'

The greatest physician of the age was Thomas Sydenham, (1624-1689) who created a true revolution in the actual treatment of disease by insisting on the experience gained by bedside observation of the patient rather than trust in quack remedies of herbalists and astrologers that were popular at the time. It is of interest that Sydenham published a book "A Method of Curing Fevers" in 1666.

It was dedicated to Robert Boyle and was prefaced by a Latin Poem by John Locke. Other famous physicians of the age were Richard Wiseman (1622-1676), Richard Lower (1631-1691), John Mayow (1640-1679), Thomas Willis (1621-1675), Francis Glisson (1597- 1677), and Nathaniel Highmore (1613-1685).

## Religion and Theology

Boyle claimed that he was a committed Christian rather than a nominal or unthinking Christian, and in his later life he wrote extensively on religion and theology. He stressed the importance of having an examined faith.

For Boyle, God made matter, started it moving, and then gave it laws. God then formed the matter into particular structures and shapes, including certain "seeds".

He then added some basic principles or natural laws to control these structures.

Boyle believed in the rational soul as God's image that controls the body's mechanisms and that we know God through our soul. Boyle's view is that "God is the Author of the Universe and free Establisher of the Laws of motion, Whose general Concourse is necessary to the conservation and Efficacy of every particular Physicall Agent". Essentially, Boyle finds no problem in a belief in God and is attempting to understand the laws by which He controls the universe.

### Medicaments for Oral Diseases

Boyle wrote up hundreds of prescriptions for various diseases. It is of interest that, among the many prescriptions, were some for periodontal disease, toothache, and oropharyngitis. He also suggested powders for cleansing of the teeth.

## From "Medical Experiments"

### 》A remedy almost specific for the toothache

Into a quart of red wine, put one dram of alum and another of acorns, a dram and a half of galls, and half a handful of dry'd red rose-leaves. Boil to the consumption of near half, and then take it from the fire; strain it, and dissolve in it a dram of Acacia, cut small; and with this liquor, a little hot, wash the part several times in a day. This also excellent to fasten loose teeth, being used in the same manner.

### 》A useful remedy for the toothache

Let the patient lie on the ear that is opposite to the part affected, and into the other ear let fall two or three drops of the freshly exprest juice of rue, a little warm, and stop the ear lightly with fine black wool, or cotton.

### 》A very successful external remedy for the toothache

In the decline of the moon, in August, take the fruit called hipps, with all the fuzzy stuff that grows upon it, and wrapping it up in a piece of thin sarcenet, tie it upon the arm, of the same side with the part affected, and keep it on as long as there is need.

### 》For the toothache

Take a handful' of red sage, and a handful of clary; shred them small, beat them, and sprinkle them with May dew; then strain out the juice, put it in a glass bottle, and set it in the sun in a window; and when you use it, put three drops into a spoon, heat it over a candle, and drop it, blood-warm, into the ear; and let the patient eat a crust of bread, wet either in broth or posset, and chew it upon the teeth that ache.

### 》A good composition to stop a hollow tooth, and appease the pain

Take two parts of fine sugar, and one part of black round pepper, both finely powder'd and mixt; put them into a silver spoon over two or three well-kindled coals; and when the sugar begins to melt, take off the spoon; and whilst the mixture is yet soft, form it into little grains, for size and shape suited to the part affected.

### 》To fasten loose teeth

Put mastic, finely powder'd upon the end of a handkerchief, rub your teeth therewith twice or thrice in a day; and chew mastic often. Also boil pomegranate-flowers with mint or mastic, in claret winc; and gargle, or wash your mouth often with it.

### 》A medicine prescribed to King Charles I to fasten the teeth

To a pint of spring-water put four ounces of brandy; let the patient wash his mouth with the mixture every morning, and twice or thrice a day besides; and let him, in the morning, roll, for a little while, a bit of rock-alum in his mouth.

### 》An excellent medicine to fasten the teeth in scorbutic gums

Take of choice bole-ammoniac two drams, choice myrrh one dram, rock-alum crude, half a dram, claret-wine one pint; boil these softly for a little while together; and let the patient use the strained liquor twice, thrice, or oftener, in a day.

### 》To fasten teeth made loose by the scurvy

Anoint the parts affected with oil of myrrh, made, per deliquium, with whites of eggs boil'd hard.

### 》A lotion to fasten the teeth

In a quart of spring-water, boil, for a while, one ounce of the best Terra Japonica in gross powder; and having filter'd the decoction, keep it close stopt for use.

### 》A good astringent liquor to fasten loose teeth

In a pint of red wine, infuse about half an ounce of Terra Japonica, till as much as will dissolve be taken up by the liquor; decant it from the feces, and keep it well stopt.

### 》A useful liquor to fasten the teeth, and prevent the toothache

To a pint of spring-water, put half an ounce of clean salammoniac;

and with the solution let the patient use them as a dentifrice.

### 》An innocent dentifrice

Take mastic, and dragons-blood, of each a sufficient quantity; powder them, mix them together, and let the patient use them as a dentifrice.

### 》A good and innocent dentifrice

Rub the teeth with fine powder of red coral, two or three times a day; then wash them with water, in which Sal Prunelle is dissolved.

### 》To prevent the toothache, and keep the teeth sound

Let the patient frequently rub his teeth, moderately, with the ashes that remain in tobacco-pipes, after smoking; washing his mouth with fair water not too cold.

### 》To appease the violent pains of the toothache

Make up a scruple of Pilule Mastichinae, and half a grain of laudanum, into two or three pills, for the patient to take at bed-time.

### 》For the toothache

Apply a plaster of Caranna, between the bottom of the ear and the temples, on the side where the pulsation of the artery is the most manifestly felt.

### 》A good medicine for pain of the teeth, proceeding from rheum

Put of the powder of white hellebore, into a clean linen rag, like a nodule, about the bigness of a large pea; and let the patient hold it between his teeth, with his head and face somewhat inclined, that the rheum may run freely out of his mouth.

### 》A powerful and experienced topic for a sore throat

Take two new laid eggs, roasted moderately hard, and the pap of two well roasted pippins; beat them well together, and add an equal weight of puffed-curd, made with ale. Having incorporated them all, apply the mixture very warm to the part affected; shifting in once in five or six hours.

### 》An approved remedy for a sore throat

Take verjuice of grapes one ounce, honey half an ounce, crude alum a dram and half, sea-fat half a dram; powder the salts finely, and incorporate them very well with the liquors into the form of a liniment: in this dip a long feather, and with it touch the part affected, gargling, between whiles, with a mixture of plantain, and red rosewater.

### 》A try'd remedy for a sore throat

Take bay-salt dry'd, and powder'd; put it into the folds of a rag, in a sufficient quantity to make a stay, to be ty'd about the throat, and apply it overnight, as hot as the patient can endure it.

### 》For a sore throat, especially if inflamed

Take a little handful of the leaves of common mallows, and eight or ten figs; boil these for a quarter of an hour in a pint of new milk, and let the patient use it very hot and often.

### 》For the aching of a hollow tooth

With oil of wax moisten a little cotton, and thrust it up into the tooth; letting it lie there till the pain be as waged.

### 》To correct the laxity of the gums, and fasten the teeth

To a pint of claret-wine, put a dram of myrrh, and two drams of Japan earth, and having dissolved as much of it as you can, pour off the clear, and let the patient wash his mouth therewith from time to time.

### 》To strengthen the gums, and make the teeth grow fine

Take Catechu, or Japan earth, and dissolve as much as you can of it in a pint of claret, or red wine; then decant the liquor warily, and let the patient, now and then, wash his mouth with it, especially at bed-time.

### 》To evacuate the rheum that swells the gums, and causes toothache

Dissolve a spoonful of good mustard in a pint of French wine, and having warm's it a little, let the patient, from time to time, wash his mouth with it, and hold it therein for a pretty while together.

**》A medicine for scorbutic gums, and to fasten the teeth**

Take claret-wine a pint, rock-alum half an ounce; mix, dissolve, and add six ounces of strong tincture of Japan earth, made with common brandy.

**》An approved medicine for scorbutic gums, and to fasten the teeth**

Take of white-wine a pint, of alum half an ounce, of juniper berries, and of red sage, each one ounce; boil these together, till a quarter of the liquor be wasted; then put into the remaining part 4 ounces of honey, and let it boil till the scum be all risen; filter it, and put into it one dram of Balsamum vitae.

---

### The Royal Society of London

Robert Boyle was one of the founding member of the Royal Society, but later declined an offer to be its president because he could not swear the necessary oaths due to his religious views. The Royal Society gathered all the great scientists of the time, including Robert Hooke, the microscopist, astronomer, architect and city planner; Isaac Newton, the celebrated mathematician, physicist and astronomer; John Locke, the philosopher and physician; Christopher Wren, the celebrated architect and medical researcher; Thomas Willis, neuroanatomist and physician; Nehemiah Grew, botanist, zoologist and physician; Edmund Halley, important astronomer.

The first secretary of the society was Henry Oldenburg and he was responsible for instituting the society's publication – the philosophical transactions in which many significant papers were published by fellows of the society, including Robert Boyle. Van Leeuwenhoek's first description of the oral bacteria appeared in this publication. The Society had a number of famous foreign scientists, including Christiaan Huygens from Holland and Marcello Malpighi from Italy. The Society received its charter from king Charles 11 following the restoration of the monarchy in England. John Evelyn arranged for a coat of arms with an appropriate motto 'Nullius in Verba' (Take no man's word for it). Appointment to the Royal Society remains a treasured honor even today.

# John Hunter as an Oral Pathologist

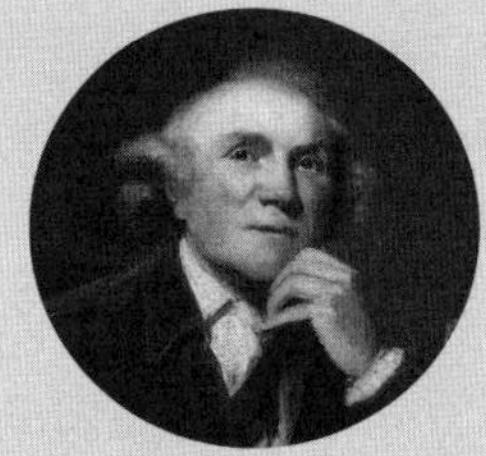

**John Hunter was one of the great surgeons and anatomists of the eighteenth century and one of the greatest comparative anatomists of all time. His legacy was a museum of over 1300 specimens and anatomical preparations in the Hunterian Museum of the Royal College of Surgeons in England, and a wealth of publications on a large variety of subjects. including two books on the teeth, gingival tissues, and their diseases.**

John Hunter (1728-1793) was one of the greatest surgeons of the eighteenth century. He studied with a number of famous surgeons and was the teacher of many acclaimed surgeons, including Edward Jenner, Everard Home, William Abernethy, Astley Cooper, Anthony Carlisle, James Parkinson and Philip Syng

Physick. Born in 1728 at a small family estate, Long Calderwood, near Glasgow, he was the youngest of ten children. Two older brothers, James and William became surgeons, and John decided to follow them into the profession. He joined William in London and began helping to prepare anatomical dissections.

In a short time, he was sufficiently trained so that he could assist his brother in the teaching of anatomy. He then became an assistant to the famous William Cheselden at the Chelsea Hospital. Upon Cheselden's retirement, Hunter entered St. Bartholomew's Hospital as a surgeon's pupil under Percivall Pott, who is widely acclaimed as being responsible for the development of modern surgery. Hunter attended St. George's Hospital, initially as a surgeon's pupil and he became house surgeon after two years. He became a great anatomist during his surgical studies.

In 1761 he developed tuberculosis and joined the army as a surgeon, hoping to travel abroad, and served during the Seven Years' War. He treated gun-shot wounds at the siege of Belle-Isle (an island off the coast of France), and in Portugal's war against Spain.

He returned to London to practice, but success was slow due to the presence of a large number of celebrated physicians and surgeons. He joined a dentist, James Spence as a surgeon and was in this partnership for some five years. During this time, Hunter learned a great deal about the oral cavity and its diseases, and this knowledge was instrumental in the publication of his two books on the teeth and their diseases. During these years he also gave lectures on anatomy and operative surgery and carried out research on animals. He built a house outside of London where he kept his many animals.

In 1767 he was honored by being elected as a Fellow of the Royal Society. In 1768 he became surgeon at St. George's Hospital and also published his famous treatise on venereal disease. As he was becoming better known, he built a spacious house with a theater to accommodate audiences for his lectures; and a museum to display his many specimens. His publications were extensive and included such diverse topics as "Observations and Reflections on Geology", "Observations on the Animal Oeconomy", "Treatise on the Blood, Inflammation and Gun-shot Wounds", as well as collections of essays.

Hunter had a generous character and helped to further the careers of friends and students. He had an extensive correspondence with Edward Jenner and helped to arrange Jenner's Fellowship in the Royal Society. At this time, it was Jenner's study of the cuckoo that was considered to be of greater merit than his discovery of vaccination.

Some of the outstanding men of the age were patients of Hunter, including David Hume and Benjamin Franklin.

In 1771 he married Anne Home, the sister of one of his

students. She was an attractive, gregarious and highly talented young lady, and arranged many soirées where artists, writers and musicians would attend. The famous composer Joseph Haydn wrote six canzonettas set to original poems that Anne Hunter had written.

Hunter's two books on the teeth were: The Natural History of the Human Teeth (1771) and A Practical Treatise on Diseases of the Teeth (1778). They were the first books to treat the teeth and their diseases scientifically; were well illustrated, and helped to raise the status of the dental profession in the eighteenth century. He gave the teeth the names by which they are known today (incisors, cuspids, bicuspids, molars) and emphasized the destructive nature of plaque and tartar.

Several excerpts from the original works follow, demonstrating the scientific attitudes of John Hunter applied to clinical problems.

---

## Part 1
## The Natural History of the Human Teeth

The importance of the teeth is such that they deserve our utmost attention, as well with respect to the preservation of them when in a healthy state, as to the methods of curing them when diseased. They require this attention not only for the preservation of themselves, as instruments useful to the body, but also on account of other parts with which they are connected, for diseases in the teeth are apt to produce diseases in the neighboring parts, frequently of very serious consequences, as will evidently appear in the following treatise.

One might at first imagine that the diseases of the teeth must be very simple, and like those which take place everywhere else in the bony parts of our body; but experience shows the contrary. The teeth, being singular in their structure and some other circumstances, have diseases peculiar to themselves. These diseases, considered abstractedly, are indeed very simple; but by the relations which the teeth bear to the body in general, and to the parts with which they are immediately connected, they become extremely complicated. The diseases which may arise in consequence of those of the teeth are various, such as abscesses, carious bones, &c., many of which, although proceeding originally from the teeth, are more the object of the surgeon than of the dentist, who will find himself as much at a loss in such cases as if the abscess or carious bone were in the leg or any other distant part. All the diseases of the teeth which are common to them with the other parts of the body, should be put under the management of the physician or surgeon, but those which are peculiar to the teeth and their connexions belong properly to the dentist…

## Part 2
## The Diseases of the Teeth and the Consequences of Them

The most common disease to which the teeth are exposed is such a decay as would appear to deserve the name of mortification. But there is something more; for the simple death of the part would produce but little effect, as we find that teeth are not subject to putrefaction after death, and therefore I am apt to suspect, that during life there is some operation going on which produces a change in the disease's part. It almost always begins externally in a small part of the body of the tooth, and commonly appears at first as a opaque white spot. This is owing to the enamel's losing its regular and crystallized texture and being reduced to a state of powder, from the attraction of cohesion being destroyed, which produces similar effects to those of powdered crystal. When this has crumbled away, the bony part of the tooth is exposed; and when the disease has attacked this part, it generally appears like a dark brown speck. Sometimes, however, there is no change of colour, and therefore the disease is not observable till it has made a considerable hole in the tooth. The dead part is generally at first round, but not always, its particular figure depending more on the place where it begins than on any other circumstance. It is often observed on the hollow parts of the grinding surface of the molars, and there looks like a crack filled with a very black substance. In the incisors the disease usually begins pretty near the neck of the tooth, and scooping process goes on enlarging the cavity, commonly across the same part of the tooth, which almost divides it into two. When such a diseased tooth gives way, the mischief is occasioned by its body breaking off…

This decay of the teeth does not seem to be so entirely the effect of accident as might be imagined; for it sometimes takes place in them by pairs, in which case we may suppose it owing to an original cause coming into action at its stated time.

Once the shell of the tooth has given way to the cavity, the cavity itself soon becomes diseased in the same way. That the disease spreads thus rapidly over the cavity as soon as the tooth has given way does not depend simply on the exposure; for if a sound tooth be broken by accident, so as to expose the cavity, no such quick decay ensues…

How far a rotten tooth has the power of contaminating those next to it, I believe, is not yet completely ascertained; some cases seem to favour this idea, and many to contradict it. We frequently see two teeth rotten in places exactly opposite to each other, and as one of them began first to decay, it gives a suspicion that the last disease was infected by that which received the first morbid impression.

Few or no symptoms are produced by this disease besides the above appearances till the cavity of the tooth is exposed: however, it often happens that a tenderness, or a soreness upon touch, or other external influences, takes place long before; but when the cavity is exposed, then pain and other symptoms often begin, which are generally very considerable… that is should be more severe than what is generally produced by similar inflammations in other parts of the body, may, perhaps, be accounted for when we consider that these parts do not readily yield…

Although suppuration cannot easily take place within the cavity of a tooth, yet it often happens that the inflammation which is extended beyond it is so great as to produce suppuration in the jaw at the bottom of the socket where the diseased tooth is, forming there a small abscess, commonly called a gum-boil…

---

### The Scurvy in the Gums (Vulgarly so Called)

The gums are extremely subject to diseases, the symptoms of which, in an advanced state of them, are in general such as were described in the preceding chapter.

They swell, become extremely tender, and bleed upon every occasion; which circumstances being somewhat similar to those observable in the true scurvy, the disease has generally been called a scurvy in the gums.

But as this seems to be the principal way in which the gums are affected, I suspect that the same symptoms may arise from various causes, as I have often seen the same appearances in children evidently of a scrofulous habit, and have also suspected the same cause in grown people; they likewise frequently appear in persons who are in all other respects perfectly healthy.

When the gums first begin to have a tenderness, we may observe it first on their edges; the common smooth skin of the gum is not continued to its very edge, but becomes at the edge a little rough like a border, and somewhat thickened. The part of the gum between two teeth swells, and often pushes out like luxuriant flesh, which is frequently very tender.

The inflammation is often carried so far as to make the gums ulcerate, so that the gums in many cases have a common ulcer upon them, by which process a part of the teeth is denuded. This is often on one part only, often only on one jaw, while in some cases it is on the whole gums on both jaws.

In this case it often happens that the alveolar process disappears, after the manner above described, by taking part in the inflammation, either from the same cause, or from sympathy. In such cases there is always a very considerable discharge of matter from the inside of the gum and alveolar process, which always takes the course of the tooth for its exit.

In many of these cases we find that while the gums are ulcerating in one part, they are swelling and becoming spongy in another, and hanging loose upon the teeth; and this often takes place where there is no ulceration in any part.

The treatment proper in this disease, where the gums become luxuriant from a kind of tumefaction, is generally to cut away all the redundant swellings of the gum.

### Of the Extraneous Matter upon the Teeth

There are parts of the tooth which lie out of the way of friction, viz. the angles made by two teeth, and the small indentation between the tooth and gum.

Into these places the juices are pressed, and there stagnate, giving them at first the appearance of being stained or dirty. A tooth in this stage is generally clean for some way from its cutting edge towards the gum, on account of the motion of the lips upon it, and the pressure of the food, &c. It is also pretty clean close to the gum from the motion of the loose edge of the gum upon that part; but this circumstance is only observable in those who have their gums perfectly sound, for in others this loose edge of the gum is either lost, or no longer retains its free motion.

If art be not now used, as the natural motion of the parts is not sufficient, the incrustation increasing covers more and more of the teeth. As mastication generally keeps that part clear which is near to the edges and grinding surfaces, and as the motion of the lips in some measure retards its growth outwards, it accumulates on the parts above mentioned till it rises almost as high as the gum; its growth being now retarded in that direction, it accumulates on the edge next to the gum, so that in time it passes over the gum, of which it covers a greater or less portion.

When it has increases so much as to touch the gum (which very soon happens, especially in the angle between the teeth), it produces ulceration of that part, and a train of bad consequences. Often the gums, receding from this matter, become very tender and subject to hemorrhage.

The alveolar processes frequently take part with the gums, and ulcerate, so that the teeth are left without their support and at last drop out similarly to the diseases of these parts already described. All our juices contain a considerable quantity of calcareous earth, which is dissolved in them, and which is separated from them upon exposure, which continues mixed with the mucus; so that the extraneous matter consists of earth and the common secreted mucus.

The disposition of the juices of the mouth to abound so much with earth, seems to be peculiar to some people, perhaps to some constitutions; but I have not been able to ascertain what these are. We find persons who seem to have nothing particular either in constitution or way of life so subject to this accumulation that the common methods of prevention, such as washing and brushing the teeth, have not the desired effect.

This accumulation is very apt to begin during a fit of sickness, when the extraneous juices are allowed to rest; and perhaps the juices themselves may have at this time a greater tendency to produce the incrusting matter.

It may also arise from any circumstance which prevents a person from eating solids, whereby the different parts of the mouth have less motion on each other. Lying-in women are instances of this; not to mention that the assistance of art in keeping the teeth clean is commonly wanting under such circumstances.

The adventitious substance, as was said before, is composed of mucus, or animal juices, and calcareous earth; the earth is attached to and crystallized upon the tooth, and the mucus is entangled in these crystals.

As the cause of this incrustation is not either a known disease of the constitution or of the parts, but depends on a property of the matter secreted, simply as inanimate matter, the remedy of course becomes either mechanical or chemical.

# History of Anesthesia

The greatest achievement in modern medicine was the discovery of bacterial microorganisms and their eventual control by the discovery of antibiotics. The greatest achievement in modern surgery was the discovery of anesthesia. These two major developments can be said to separate the practice of medicine and surgery in the modern age from its unpleasant past, when death was often the result of infection or injury. It is remarkable that in the past, while caring physicians and surgeons could offer sympathy to their patients, they had very little to offer in real treatment of disease. Children would die of appendicitis, middle ear infections, pneumonia, and countless other problems. Surgery was fraught with the danger of shock from pain, or excessive bleeding from operations that had to be carried out too rapidly and thus without sufficient care.

The concept of anesthesia goes back to the beginnings of history. The relief of pain during surgery was considered to be the ideal procedure. The first recorded operation under anesthesia appears in Genesis 3:21 when God created Eve by taking a rib from Adam.

> so the Lord God caused a deep sleep to fall upon the man, and while he slept took one of his ribs ad closed up its place with flesh.

It is amusing that, based upon this famous biblical operation, physicians thought that men had one less rib than women, until Vesalius and other anatomists of the Renaissance actually counted the ribs of men and women and contradicted the Christian theology of the time.

Ancient Greek physicians, who recommended manderagora or henbane for this purpose, mentioned the use of anesthetic agents to give relief from the pain of surgical operations. Greeks and Romans used wine to relieve both pain and anxiety. In the Holy Land, wine was apparently given to criminals about to be executed, to relieve their anxiety. This was a pious custom of the Jews and the wine with various herbs was often offered by the women. Jesus was offered wine or wine with myrrh prior to his crucifixion at Golgotha to relieve his suffering, but refused it, according to both Matthew and Mark in the New Testament.

Arabic physicians, five hundred years later, used anesthetic sponges before surgery, and this procedure was mentioned by the first European physicians in Italy in the late middle ages. However, the use of anesthetic herbs and sponges soon died out, and subsequent European surgeons all carried out their operations without anesthesia. This occurred, to some extent, because the Christina Churches from the middle ages onwards believed that the suffering of pain was inflicted by God and was good for the soul (despite the passage in Genesis where God put his patients into a deep sleep). Nothing further happened in pain relief until the mid-nineteenth century.

Humphrey Davy, in 1798, had discovered the analgesic, anes-thetic and exhilarating properties of nitrous oxide gas. In the early nineteenth century Henry Hill Hickman carried out a series of experiments In animals, and found that the inhalation of carbon dioxide gas could induce insensitivity to pain. He suggested its use in humans, but could not convince the surgical profession to try it. Surgeons paid no attention to the work of Davy or Hickman. The story has a certain similarity to the discovery of penicillin by Alexander Fleming in 1929. Nobody in the medical field paid any attention to his classic discovery until 1940, when casualties in World War II, with severe infections, caused people to look back at Fleming's remarkable discovery. The early reports of Davy and Hickman on gases that could induce insensibility and absence of pain went unnoticed by the English surgeons of the time. They prided themselves on how rapidly they could do an amputation, and had students and interns time them with a watch as they operated, so that they could boast about their surgical skill.

The anesthesia scene had to shift to American in the mid-nineteenth century, particularly to Boston for the final fulfillment of the medical dream of painless surgery. The discovery of surgical anesthesia is of particular interest to New Englanders, because all the major figures in its discovery and development lived in Massachusetts and Connecticut. Since the major figures in the discovery of anesthesia were dentists, rather than physicians, it can be said that this was also dentistry's major contribution to the practice of modern medicine and surgery. It is not surprising that anesthesia was discovered by a dentist, since tooth extraction was always an extremely painful procedure, and could become even more painful and complicated if the decayed crown of a tooth broke off during the extraction procedure and the dental surgeon had to attempt to find the roots of the tooth and remove them by digging into the bony socket.

The history of the discovery of anesthesia has now been clarified and well documented by many medical historians, and the basic story is well known. Nitrous oxide gas had been discovered by the great English chemist Sir Humphrey Davy and he suggested, in 1800, that;

> because it appears capable of destroying physical pain, it may probably be used with advantage during surgical operations in which no great effusion of blood takes place.

Unfortunately, no one paid any attention to Davy's remarks, and the gas became well known for its intoxicating qualities. The exhilarating properties of the "laughing" gas made it popular at parties. It became the marijuana or cocaine of the mid-nineteenth century. In 1844, Horace Wells, a talented dentist in Hartford, Connecticut, observed an individual at a demonstration of the exhilarating effects of the gas, who injured himself while "high" on the gas and felt no pain from the injury. Great discoveries come to the "prepared mind" and Wells immediately understood the tremendous significance of the incident that he had witnessed. He discussed the great possibilities with his assistant, Dr. John Riggs, and decided to have Dr. Riggs extract one of his own molar teeth that had been bothering him for some time. They had Dr. Colten, who had demonstrated the gas at parties, bring a bag of the gas to Dr. Wells' office, and Dr. Riggs extracted the tooth of Dr. Wells under nitrous oxide anesthesia. In a letter that he later wrote to two doctors in New York, Dr. Riggs described the operation.

> Wells took his seat in the operating chair. I examined the tooth so as to be ready to operate without delay. Wells took the bag in his lap – held the tube to his mouth and inhaled till insensibility relaxed the muscles of his arms- his hands fell on his breast- his head dropped on the head rest and I instantly passed the forceps into the mouth and extracted it…
>
> We know not whether death or success confronted us. It was a terra incognita we were bound to explore—the result is known to the world. No one but Wells and myself knew to what point the inhalation was to be carried—the result was painfully problematical to us but the great law of Nature, hitherto unknown, was kind to us and a grand discovery was born into the world.

In addition to being the first dental surgeon to extract a tooth under anesthesia, and to carry out the first operation under anesthesia, Riggs became an eminent dental practitioner and published an important paper on the treatment of periodontal disease. Wells' enthusiasm to share his great discovery with the medical profession was to lead to a demonstration to the surgeons of the Massachusetts General Hospital that was, unfortunately, a failure, and he was ridiculed. Wells did not yet understand the complex problems of nitrous oxide as an anesthetic agent and the fact that some patients were more resistant to the anesthetic effects of the gas. Furthermore, high dosages could produce life-threatening problems. William T. G. Morton, a Boston dentist and former student and associate of Wells, understood the importance of anesthesia. He had studied with Wells in Hartford and seen the effectiveness of nitrous oxide, but also witnessed its problems. He was determined to find a better anesthetic agent, and sought advice from, or was given by Charles Jackson, a professor of chemistry at Harvard Medical School, who was also present at Wells' original demonstration at the Massachusetts General Hospital. Jackson suggested the use of ether to Morton, as confirmed by Riggs, who was also present at the time. Morton tested the use of ether in tooth extractions and demonstrated its success to Jacob Bigelow, a well-known surgeon in Boston. Bigelow is now known to have carried out many operations with Morton administering the ether anesthesia in a special flask that he constructed. Morton successfully demonstrated anesthesia to the surgeons of the Massachusetts General Hospital and impressed the chief surgeon, John Collins Warren, whose patient felt no pain whatsoever, while a tumor was removed from the patient's neck. Warren's statement to the assembled surgeons "*Gentleman, this is no humbug*!" is well known. Less well known is the fact that Bigelow had carried out many operations with ether anesthesia and was completely convinced of its efficacy. This is presumably why Warren, who was totally unimpressed by Wells' earlier demonstration, was ready to have a second demonstration before his surgical staff and students. Bigelow was a colleague of Warren and presumably was able to convince him of the effectiveness of the new anesthetic. It also serves to explain why Bigelow was the first person to officially announce the discovery to the medical profession, in a paper in the Boston Medical and Surgical Journal.

> It has long been an important problem in medical science to devise some method of mitigating the pain of surgical operations. An efficient agent for this purpose has at length been discovered. A patient has been rendered completely insensible during an amputation of the thigh, regaining consciousness after a short interval. Other severe operations have been performed without the knowledge of the patients. So remarkable an occurrence will, it is believed, render the following details relating to the history and character of the

process, not uninteresting.

After this epochal discovery, there was an unpleasant and squalid controversy between Morton and Jackson about claims for patent rights. Wells' original work and his demonstration to Morton were ignored. Wells was a high-minded practitioner who did not wish to profit from the discovery by seeking patent right. He felt that the discovery should be free to all who wished to use it. There were also attempts by many unknown physicians to claim the discovery. Crawford W. Long of Georgia claimed to have removed a neck tumor under ether anesthesia and submitted an affidavit by his patient. However, he did not publish his so-called discovery until 1849, when anesthesia was being widely used by many dentists and surgeons- by James Robinson, an English dentist in 1846, by Robert Liston, the eminent English surgeon, and by Joseph Francois Malgaigne, the eminent French surgeon, both in early 1847. To credit Crawford Long with the discovery of anesthesia, as some still do, flies in the face of all reason. Assuming that his later statements were honest, he obviously did not comprehend the unusual importance of ether in producing surgical anesthesia. Any person making this great a discovery would wish to announce it to his colleagues and share it with the profession. Obviously. Long was not particularly impressed with his discovery, or, possibly, never really made it. In addition to the various squabbles among some of the major figures of the discovery, there was opposition from many clerics, who thought that pain was of God's making and that anesthesia was the work of the devil.

Of all the claimants to the discovery of anesthesia, Wells' is the strongest. In addition to his publication on anesthesia, he was a highly qualified dentist and teacher, having published an excellent small textbook on the practice of dentistry. He also had a nobility of character that was absent in his rival claimants. It is unfortunate that his failure to demonstrate the success of his discovery and to have his work accepted and praised, would eventually drive him to a depression and suicide.

Horace Wells (1815-1848) was born in Hartford, Vermont. He was a bright youngster and received an excellent education in academies at Amherst, Massachusetts and Walpole, New Hampshire. At nineteen, he began the study of dentistry as an apprentice to several excellent practitioners in Boston. Dental schools had not yet been founded in America. He became a distinguished practitioner in Hartford, Connecticut and accepted a number of students, who then became famous, among them John Riggs and William Morton. Wells' later life was marred by depression and a tragic death.

William Thomas Green Morton (1819-1868) was born in Charleston, Massachusetts, the son of a farmer. He held several jobs with publishers in Boston. He then decided to change careers, studied dentistry with Horace Wells and then entered Harvard Medical School, spending two years attending lectures, but not obtaining a medical degree. At Harvard, however, he was able to meet many of the eminent physicians and surgeons of the time. He met Jackson who guided him to the use of ether, and he met Jacob Bigelow, with whom he was to assist in many operations, leading up to him famous demonstration to the surgeons at the Massachusetts General Hospital. Morton claimed the invention rights to anesthesia, fought with Jackson over his claim, and was intent on becoming wealthy from his invention. When his financial success was not forthcoming and many visits to Congress in Washington did not assure his success, Morton lapsed into depression and his death was as tragic as that of Wells.

Charles Thomas Jackson (1805-1880) was born into an old New England family at Plymouth, Massachusetts. He received a medical degree from Harvard in 1829 and did graduate work at the Sorbonne in Paris. He became a geologist and chemist. He insisted that the discovery of ether anesthesia was his and fought with Morton over recognition for many years. His last years were also marred by depression, and he spent the last seven years of his life in the Mclean Asylum.

Henry Jacob Bigelow (1818-1890) was one of Boston's most eminent surgeons. He had developed many operative procedures in genitourinary surgery as well as orthopedic surgery. He graduated from Harvard Medical School. It was Bigelow who realized the importance of Morton's discovery and carried out many operations under ether anesthesia, with Morton assisting. It was probably Bigelow who convinced Warren to schedule Morton's successful demonstration at the Massachusetts General Hospital, and it was Bigelow who wrote the first paper on ether anesthesia. Bigelow is thus a major figure in the history of anesthesia, together with Wells, Morton and Jackson.

General anesthesia to relieve the pain of childbirth is an interesting story. James Young Simpson (1811-1870) was born in Scotland and became an important figure in the development of modern obstetrics. Simpson used ether anesthesia in his practice, but soon began to use chloroform, a newer anesthetic agent developed in France, with less disagreeable qualities than ether. The Scottish Calvinist clergy railed against Simpson, claiming that women must suffer during childbirth, as written in Genesis 3:14 where God tells Eve "In sorrow thou shalt bring forth children". Simpson, who knew his Bible, reminded them of God putting Adam to sleep for his rib operation. Also John Calvin, in his Commentaries, wrote that God wished to relieve Adam of pain. The controversy ended a few years later when Queen Victoria opted for anesthesia during the birth of her eighth child. Thereafter, anesthesia during childbirth became popular.

Local anesthesia has another interesting history. The local anesthetic property of cocaine was first discovered by Sigmund Freud (1856-1939), who gave us the concepts of the subconscious, of psychotherapy, and of psychosomatic diseases. Freud unfortunately developed an addiction to cocaine while he was experimenting with it on himself. He convinced the Viennese ophthalmologist Karl Koller (1857-1944) of its value and Koller developed it as a topically applied and locally injected anesthetic agent. Koller continued his work after moving to New York City. Cocaine was initially extremely expensive. Koller's research started a new industry, with Peru exporting thousands of pounds of cocaine annually! It was further developed by William Stuart Halsted (1852-1922) and Richard J. Hall, surgeons at Roosevelt Hospital in New York City. Halsted also became addicted to cocaine during his researches. In 1905, Alfred Einhorn and Richard Willstatter developed procaine (Novocaine). It was less toxic than cocaine and became the agent of choice for local anesthesia. Karl Koller lived to a highly respected old age, but never wrote about himself or his discovery.

Today, all surgery is painless, and numerous improvements are constantly being made in anesthetics and in their delivery. It is difficult to realized that anesthesia is a relatively modern discovery, and that modern medicine and surgery are not far removed from their barbarous past.

# 참고문헌
References

## 갈레노스가 구강 해부에 대하여 쓴 글
Galen on Oral Anatomy


Daremberg, C., *Oeuvres Anatomiques, Physiologiques et Medicales de Galien*, Paris: Bailliere, 1854.

Major, R. H., *A History of Medicine*, Springfield, IL: Charles C. Thomas, 1954.

May, M. T., *Galen on the Usefulness of the Parts of the Body*, Ithica, NY: Cornell University Press, 1968.


## 치의학 및 숄리아크의 『외과학대전』에서 발췌한 연재 초록
The Dental Medicine and Surgery of Guy de Chauliac with Extended Excerpts from the Chirurgia Magna


Brennan, W. A., *Guy de Chauliac on Wounds and Fractures*, Chicago: University of Chicago Press, 1923.

Castiglione A., *A History of Medicine*, Trans. E. B. Krumbhaar, 2nd ed., New York: Knopf, 1941.

Cooper S., "The medical school of Montpellier in the fourteenth century," *Ann Med Hist*, 11: 163-170, 1930.

Guerini V., *A History of Dentistry from the Most Ancient Times until the End of the Eighteenth Century*, Philadelphia: Lea and Febiger, 1909.

Joubert L., *La Grande Chirurgie de M. Guy de Chauliac*, Toumon, France: Michel, 1619.

Major, R. H., *A History of Medicine*, Springfield, IL: C. C. Thomas, 1954.

Neuburger M., *History of Medicine*, Trans. E. Playfair, London: Oxford University Press, 1925.

Nicaise E., *La Grande Chirurgie de Guy de Chauliac*, Paris: Alcan, 1890.

Ring, M., *Dentistry: An Illustrated History*, New York: Abrams, 1985.

Shklar G., "Stomatology and dentistry in the golden age of Arabian medicine." *Bull Hist Den*t, 17: 17-25, 1969.

Weinberger B. W., *An Introduction to the History of Dentistry*, St. Louis: Mosby, 1948.

## 르네상스기 파격적인 신비주의 의사 파라셀수스, 그의 구강 병리의 개념

Paracelsus: Renaissance Physician, Mystic and Iconoclast, Oral Disease Concepts

Galston I., "The psychiatry of Paracelsus," *Bull Hist Med*, 24: 205-218, 1950.

Pachter, H. M., *Magic into Science. The Story of Paracelsus*, New York: Henry Schuman, 1951.

Pagel, W., *Paracelsus*, Basel: S. Karger, 1958.

*Paracelsus*, Four treatises of Theophrastus von Hohenheim, Edited by H. Sigerist, Baltimore: Johns Hopkins, 1941.

*Paracelsus*, Sämtliche Werke (Collected Works), In modern German, Edited by Karl Sudhoff, 14 volumes, Munich: R. Oldenbourg, 1922-1933.

*Paracelsus*, Sämtliche Werke, In modern German, Edited by B. Aschner, Jana: G. Fisher, 1926.

*Paracelsus*, Selected Writings, Edited by J. Jacobi and translated into English by N. Guterman, New York: Pantheon Books, 1951.

*Paracelsus*, The Hermetic and Alchemical Writings, Translated into English by A. E. Waite, London: James Elliott, 1894,

*Paracelsus*, Volumen Medicinae Paramirum, Translated into English by Kurt Leidecker, *Suppl 11 to Bull His Med*, Baltimore, 1949.

Singer, C., *From Magic to Science*, New York: Dover, 1958.

Stillman, J. M., *Paracelsus*, Chicago: Open Court Pub., 1920.

Temkin, O., "The elusiveness of Paracelsus," *Bull His Med*, 26: 201-217, 1952.

### 앙브루아즈 파레와 자크 기요모: 치의학에 대한 공헌

Ambroise Paré and Jacques Guillemeau: The Contributions to Dentistry with Their Original Works Translated into English


Doe, J., A *Bibliography of the works of Ambroise Paré*, Chicago: University of Chicago Press, 1937.

Guillemeau, J., *Les oevres de chirurgie*, Paris, 1612.

Paré, A., *Oevres Complètes*, Edited by J. F. Malgaigne, Paris: Bailliere, 1840-41, 3 v.

Paré, A., *The Apologie and Treatise of Ambroise Paré Containing the Voyages Made into Divers Places*, Edited by G. Keynes, Chicago: University of Chicago Press, 1952.

Paré, A., *The Workes of that Famous Chirurgion, Ambrose Paré*, Translated out of Latin and compared with the French by Thomas Johnson, London: Thomas Cotes and Richard Young, 1634.


### 필립 배로: 최초로 영문 의학서를 쓴 엘리자베스 여왕 시대의 의사

Philip Barrough: Elizabethan Physician with the First English Book on Medicine


Barrough, P., *The Method of Physick, Containing the Causes, Signes, and Cures of the Inward Diseases in Man's Body, from the Head to the Foote*, London: Thomas Vautroullier of Blackfriers, 1583.

Barrough, P., *The Method of Physick, Containing the Causes, Signes, and Cures of the Inward Diseases in Man's Body, from the Head to the Foote*, 5th ed., Corrected and amended, London: Richard Field of Woodstreete, 1617.

Castiglione, A., *A History of Medicine*, Translated by E. B. Krumbhaar, 2nd ed., New York: Knopf, 1947.

Copeman, W. S., *Doctors and Disease in Tudor Times*, London: Wm. Dawson & Sons, 1960.

Garrison, F. H., *An Introduction to the History of Medicine*, 4th ed, Philadelphia: Saunders, 1929.

MacNulty, A., "Medicine in the time of Queen Elizabeth the first", *Brit Med*, 1: 1179-1185, 1953.

Major, R. H., *A History of Medicine*, 2 vol., Springfield, IL: Charles C. Thomas, 1954.

Mettler, C. C., *History of Medicine*, Philadelphia: Blakiston, 1947.

Power, D'Arcy, *Selected Writings 1877-1930*, New York: Augustus M. Kelley, 1990.

Poynter, F. N. L., *Selected Writings of William Clowes 1544-1604*, London: Harvey & Blythe Ltd., 1948.

Stephen, L. and S. Lee (Editors), *Dictionary of National Biography*, London: Oxford University Press, 1885.

## 레이우엔훅과 페르메이르, 천재들의 연관성

Leeuwenhoek and Vermeer, An Association of Genius

Dobell, C., *Antony van Leeuwenhoek and his "Little Animals,"* London: Staples Press, 1932.

Fink, D. A., "Vermeer's use of the camera obscura - A comparative study", *Art Bull*, 53: 493-505, 1971.

Gerson, H., "Recent literature on Vermeer", *Burlington Mag*, 119: 288-290, 1977.

Goldscheider, L., *Jan Vermeer*, Tanslated from German by R. H. Boothroyd, London: Phaidon Press, 1958.

Gowing, L., *Vermeer*, 2nd ed., New York, 1970.

*Leeuwenhoek*, The collected letters of Antony van Leeuwenhoeck, edited, illustrated and annotated by a Committee of Dutch Scientists, Amsterdam: Swets and Zeitlinger, 1939-1941 (Vol. 1, 2), in Dutch with English Translation.

*Leeuwenhoek*, Arcana Naturae Detecta Ab Antonio van Leeuwenhoek, Delphis Batavorum Apud Henricum a Krooneveld, 1695. Facsimile Reprint by *Culture et Civilisation* (2 volumes), Brussells, 1966.

Levey, M., "Johannes Vermeer: The spell of stillness," *Art News*, 91: 77-78, 1991.

Montias, J. M., *Artists and Artisans in Delft: A Socio-economic Study of the Seventeenth Century*, Princeton, 1982.

Montias, J. M., *Vermeer and His Milieu: A Web of Social History*, Princeton, 1989.

Schama, S., *The Embarassment of Riches: An Interpretation of Dutch Culture in the Golden Age*, New York, 1987.

Van Thienen, F., *Jan Vermeer of Delft*, New York, 1949.

Wheelock, A. K. Jr., *Perspective, Optics and Delft Artists around 1650*, New York and

London, 1977.

Wheelock, A. K. Jr., *Jan Vermeer*, New York, 1988.

Wheelock, A. K. Jr., *Vermeer and the Art of Painting*, New Haven and London: Yale University Press, 1995.

Wheelock, A. K. Jr., A. Blankert, B. Broos, and J. Wadum, *Johannes Vermeer*, New Haven and London: National Gallery of Art, Yale University Press, 1995.

## 화학자 로버트 보일과 구강 건강에 대한 그의 관심

Chemist Robert Boyle and His Interest in Oral Health

Boyle R., *Medicinal Experiments: or, a Collection of Choice and Safe Remedies, for the Most Part Simple and Easily Prepared: Very Useful in Families and fitted for the Service of Country People*, 3rd edition, 1696-1698.

Boyle R., *Natural History of Human Blood*, London, 1684.

Boyle R., *Of the Reconcileableness of Specific Medicines to the Corpuscular Philosophy. To which us annexed a Discourse about the Advantages of the Use of Simple Medicines*, London, 1683.

Boyle R., *The Philosophical Works*, Volume 3 Medicinal Experiments, London: T. Longman, 1738.

Boyle R., *The Sceptical Chymist*, London, 1661. Reprint by I. M. Dent & Son, 1913.

Gunther R. T., *Early Science in Oxford Vol III*, Oxford: Oxford University Press, 1925.

Hall M. B., *Robert Boyle and Seventeenth Century Chemistry*, Cambridge: Cambridge University Press, 1958.

Hunter M. (ed), *Robert Boyle by Himself and His Friends*, London: Pickering & Chatto, 1994.

Hunter, M. and E. B. Davis (eds), *The Works of Robert Boyle*, 14 volumes, London: Pickering and Chatto, 1999-2000.

Hunter, M., A. Clericuzio, and L. Principe (eds), *The Correspondence of Robert Boyle*, 6 volumes, London: Pickering and Chatto, 2001.

Jardine L., *The Curious Life of Robert Hooke. The Man Who Measured London*. New York: Harper Collins, 2003.

Maddison R. E. W., *The Life of the Honourable Robert Boyle*, F. R. S., London: Taylor and Francis, 1969.

Shklar G. and D. Chernin, *A Sourcebook of Dental Medicine*, Waban, Massachusetts: Maro Publications, 2002.

**Major Individual Works of Robert Boyle**

1660 - New Experiments Physico-Mechanical: Touching the Spring of Air and their Effects

1661 - The Sceptical Chymist

1663 - Considerations touching the Usefulness of Experimental Natural Philosophy

- Experiments and Considerations upon Colours, with Observations on a Diamond that Shines in the Dark

1665 - New Experiments and Observations upon Cold

1666 - Hydrostatic Paradoxes

- Origins of Forms and Qualities according to the Corpuscular Philosophy

1672 - Origin and Virtues of Gems

1674 - Saltiness of the Sea, the Hidden Qualities of Air, Cold, Celestial Magnets.

1676 - Experiments and Notes about the Mechanical Origen or Production of Particular Qualities, including some notes on Electricity and Magnetism

1684 - Memoirs for the Natural History of the Human Blood

1691 - Experimentae et Observationes Physicae

## 구강병리학자로서의 존 헌터

John Hunter as an Oral Pathologist

Hunter, J., *Essays and Observations on Natural History, Anatomy, Physiology, Psychology and Geology*, Edited by Richard Owen, 2 volumes, London: Van Voorst, 1861.

Hunter, J., *The Works of John Hunter, F. R. S. with Notes*, Edited by James F. Palmer, In Four Volumes, London, Longman: Rees, Orme, Brown, Green and Longman, 1835.

Kobler, J., *The Reluctant Surgeon: The Life of John Hunter*, London: Heinemann, 1960.

Moore, W., *The Knife Man. Blood, Body Snatching, and the Birth of Modern Surgery*, New York: Broadway Books, 2005.

Bigelow, H. J., "Insensibility during surgical operations produced by inhalation," *Boston Med & Surg J*, 35: 309-317, 1846.

Buttrick, G. A. et al. Editors, *The Interpreter's Bible*, 12 volumes, Nashville: Abington Press, 1980.

Davy, H., *The Collected Works*, 9 volumes, London: Smith, Elder and Co., 1839.

Major, R. H., *A History of Medicine*, 2 volumes, Springfield: Charles C. Thomas Publisher, 1954.

Riggs, J. M., *Letter to Drs. Hasbrouck and Howland*, Reprinted in J. Periodont, 10: 12, 1939.